中藥品質管制學

大專用書 ④

編著：顧祐瑞藥學博士

中國醫藥大學中藥資源學系發行

文興出版事業 出版

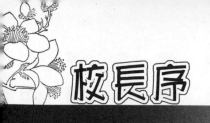

校長序

　　中藥的使用，一直是中醫學裏最重要的角色，自古以來，在疾病的治療上，屢建奇功。而至今日，放眼全球，有一半以上的人口，正仰賴傳統醫學來維繫健康，因此，世界各國日益重視所謂「生草藥」的管理政策。

　　根據世界衛生組織(WHO)的估計，全球傳統醫藥每年產值高達六百億美元，而且仍不斷增加，因此WHO在2002年首度發表「Traditional Medicine Strategy 2002-2005」，請全球180餘國家，將傳統醫藥納入該國醫療政策。另外，向來大力支持傳統植物藥使用的歐洲社會，中藥需求也日益增加，鑑此，歐盟更將2002年公布的「歐盟傳統植物藥註冊草案」進行修正，於歐洲議會和理事會議通過後，於2004年4月30日公布「Amending, as regards traditional herbal medicinal products, Directive 2001/83/EC on the Community code relating to medicinal products for human use」，使中藥准入歐盟的門檻大幅降低。此外，世界衛生組織於2004年6月22日又公布「Guidelines on developing consumer information on proper use of traditional ,complementary and alternative medicines」，作爲各國衛生當局執行之參考依據。

　　我國在2001年即建立「全國性中藥不良反應通報系統」機制，以便隨時掌控可能產生副作用的藥品，更在2002年規劃了「中藥用藥安全五年計畫」，於2004年執行，並將其訂爲中藥品質管制啓動年，確保民眾中藥用藥安全。但回歸到基本的教育層面來看，用以培育年輕醫藥人才「中藥品質管制學」這門學科所需的教材，尋遍市面相關書籍，卻寥寥可數，且或年代久遠，或資訊不全，如今喜見本校傑出校友顧祐瑞博士，將手邊完整豐富之教材，細心整理，出版發行，爲國內相關中藥品質管制學科，提供了優良的教材，也爲學子提供最佳學習指引，實屬可喜可賀之美事，在此爲序以表推薦。

　　　　中國醫藥大學校長

　　　　　　葉純甫

　　　　　　　　　　民國九十四年二月

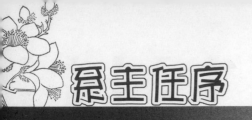

系主任序

　　隨著一般民眾對所謂「傳統醫學」及「中草藥」的接受程度日益增加，「安心用中藥」就不再只是一句口號，而變成了所有傳統醫藥界的成員都必須去努力落實的一個目標。

　　然而，中藥從哪裡來？以目前台灣的環境來說，無論是溫度、溼度、土壤酸鹼度等客觀因素都不適合中藥材原植物的培育，即使育種成功，產量、質量也不敷使用要求，因此中藥業界所需的中藥材及食品業界所使用供膳食的藥材大多依賴進口，如此一來，其品種混用、藥材真偽即難以掌握，加上藥材在栽植過程中所施用之肥料品質、用量無法得知，甚或有為增加斤兩而添加泥沙、泡鹽水、摻入鉛條等情事，或因包裝不良、保存不當，或因運送過程的疏失，導致重金屬過量、農藥殘留、微生物限量及黃麴毒素偏高，這些都是中藥使用上的隱性風險，因此中藥安全用藥環境的建構刻不容緩，無論是政策層面、教育層面，都是值得傾力規劃的環節。

　　基於上述原因，也有感於國內的中藥資源管理尚有許多成長的空間，為培育專業優良相關人才，本校中藥資源學系由此應運而生，本系雖然年輕，但潛力無窮，而「中藥品質管制學」便是本系非常重要的學分之一，如今由傑出校友顧祐瑞博士所編著之「中藥品質管制學」一書出版在即，可望為國內中藥資源管理及品質管制等領域更添參考及指引，因此特於成書之際，為序祝賀。

中藥資源學系主任

陳忠川

94. x. 22

作者序

　　恩師中國醫藥大學中國藥學研究所張所長永勳博士在2003年初，希望筆者擔任研究所「中藥品質管制學」的教學，當時筆者遍尋相關書籍欲當作教科書使用，結果均無所獲，這是筆者編寫本書最初的動機。

　　藥品的核心價值是安全、均一及有效，品質管制正是這些價值的保證，中藥近年來逐漸在歐美各國流行，政府也大力推動國內中草藥的發展，使得中藥品質管制的工作，日益重要，筆者多年來從事中藥品質管制的工作，深深覺得中藥界對品質管制的觀念相當薄弱，因此，本書在編寫上盡量依據筆者的經驗，同時參考中藥藥廠實際作業之需要，希望能提供初次接觸中藥品質管制的大專相關科系學生及社會大眾之用。

　　全書分為十二章，由品質的意義出發，進而了解品質管理的目的與做法，並至統計製程管制、管制圖、抽樣、顧客滿意、可靠度等一系列品管課題。最後才由中藥的品質特性思考，並論及標準、法規、中藥材、中藥製劑、實驗室品管、企業危機、風險管理、智慧財產等實務課題。

　　本書在文興出版事業有限公司的大力襄助下，並得到中國醫藥大學葉校長純甫博士及中藥資源學系陳系主任忠川博士等為本書寫序，在此一併感謝。

顧祐瑞

民國九十四年二月

目 錄 CONTENTS

目 錄 CONTENTS

第 一 章
中藥品質管制概論

【摘　　要】

第一章 中藥品質管制概論

中醫藥是我先民千百年經驗累積所遺留下來的寶貴文化資產。中藥的使用始於三皇五帝,戰國時代的山海經已有記載,至明代李時珍的本草綱目總其成。與西方醫藥相比,中醫因使用天然藥物,性能較西藥和緩且副作用較少,因此至今民間仍廣泛使用,特別是用於慢性疾病的治療。近年來,由於各方的努力,中藥的發展漸以科學為根基,其應用價值更受肯定。

第一節 中藥的特性

世界衛生組織(WHO)於西元1998年分別公佈〝藥用植物原料品質管控方法(Quality Control Methods for Medicinal Plant Materials)〞與〝藥品的基本檢驗:藥劑的物質,藥用植物原料和劑型(Basic Tests for Drugs: Pharmaceutical Substances, Medicinal Plant Materials and Dosage Forms)〞,可見中草藥要國際化的必備條件,就是要有良好的品質管控。

中藥材是天然之動、植物或礦物經乾燥等簡單處理或傳統炮製方法處理而得,傳統上對於中藥材品質的判斷大都以其外觀為主,但事實上,中藥材的產地、生長年數、栽培方法、採收日期及加工處理方式等等皆可能造成其品質上的差異。除了上述因素,鑑別中藥材的基原在中藥材品管上亦為相當重要的一環。

評鑑藥材時須強調「地道藥材」的觀念。地道藥材的意義包括:來源相同、種源一致;採收季節正確;藥用部位適當;遵照典籍規定的炮製方法加工。基於以上種種考量,必須發展正確有效的科學方法來評估中藥材的品質,以做為評斷藥效相同與否的參考。因此必須建立完整之品質管理機制。

由於中藥材如貯存不當會發生腐敗、蟲蛀、發霉、走油等情形,為克服此問題,過去常以噴灑農藥、燻硫磺或添加其他防腐劑處理藥材以增長貯存時間。也因而衍生中草藥含重金屬及農藥殘留等問題,因此,應從藥材的基原鑑定、炮製過程、包裝規格、指標成分與活性成分的確立及檢驗規格的制定等,經由有系統的規劃管理,逐步建立中藥材包裝品質規格、炮製規範、生菌數、農藥殘留量及重金屬含量等限量基準,在行政管理方面,增訂中藥原料的查驗登記制度、核發中藥原料藥許可證,全面提昇中藥品質,使其製劑品質能夠達到安全有效、均一性及再現性的目標,為中藥臨床療效評估奠定穩固基礎。

中藥既為天然物，欲獲得優良品質自應由原料、製程至產品全程應實施品質管理。而中藥之開發、研究發展及品質管理應從下列四種基礎科學方法著手：

1.植物基原：從組織切片資料歸納品種之異同，或用DNA比對相同與否。

2.化學定性分析：對化學成分進行單離，以質譜儀(MS)、核磁共振光譜(NMR)等技術鑑定結構，並瞭解其物理特性。

3.化學定量分析：針對中藥材中之藥理活性成分進行定量分析。

4.藥理試驗：針對中藥材中各成分的藥理活性進行測試。

一、中藥之定義

（一）中藥在「中草藥產業技術發展五年計畫」中，依照現行法規及對查驗登記之臨床試驗要求之不同，將中草藥大致分為三類：

1.傳統方劑（此為俗稱之中藥）：

(1)中藥製劑：中藥製劑係指依「申請中藥藥品查驗登記須知」規定得到許可證者，中藥製劑之品名、處方須有原典籍依據，如醫宗金鑑、醫方集解、本草綱目或中國醫學大辭典等。

(2)濃縮中藥製劑：將中藥製型中之濃縮而成的中藥製劑，另稱為「科學中藥」。即將固有典籍之方劑或中藥材，以萃取及濃縮方式製成濃縮製劑。

(3)收載於固有典籍之中藥方劑，並依據衛生署公告之「中藥新藥查驗登記須知」就「新療效」及「新使用途徑」辦理查驗登記者。

2.非傳統方劑：係指未收載於固有典籍之中藥方劑，包括「除於台灣以外地區之中藥方劑，且收載於該地區之國家藥典，或經由其最高衛生主管機關以藥品核准上市、國內廠商擬引進製造之藥品」、「合新藥材、藥材新藥用部位成分之單方或複方中藥方劑」、「新複方中藥方劑」等三種。

3.植物抽取物（混合物）：依照我國「植物抽取新藥臨床試驗基準之規定，所指「物抽取物」係如植物藥材抽取所得之「植物抽取物質」，再經製造爲「植物抽取成品」者。但經純化之化學品不適用此基準。

（二）中藥

中藥（Traditional Chinese Medicine；TCM）指按中醫及中藥理論應用於防治疾病的天然物。所需天然物採自動物、植物、礦物，經炮製或調製成丸、散、膏、丹等。

（三）草藥

草藥是目前最廣泛使用的藥物型式，全球75%以上人口使用草藥作爲保健用途。一般而言，草藥分爲三種型式。

1.由天然草藥萃取、精製等分離過程取得單一有效藥學活性之成分，如抗癌藥物紫杉醇（Taxol）。

2.將天然草藥濃縮精製，但未分離出單一成份，如銀杏製劑。

3.依傳統中藥處方，利用現代科學方法及製造設備作成製劑者，如十全大補湯等。

二、中藥的管理

中藥自古以來，多以「藥食同源」之養生與治療方式存在，其在食用與藥用之界限並不明確。依現行法律規定，凡「載於中華藥典或經中央衛生主管機關認定之其他各國藥典、公定之國家處方集，或各該補充典籍；使用於診斷、治療、減輕或預防人類疾病；或其他足以影響人類身體結構及生理機能之原料藥及製劑（藥事法第6條）」，皆涉屬藥品範疇。依據行政院衛生署中醫藥委員會之解釋，任何形式的中草藥，只要是宣稱治療效果，就需以藥品加以管理，除此之外，並未將中藥特別加以定義。至於中藥在品質管制、使用與流通管理上，與西藥之模式大致相同，僅在中藥的管理方面，規定需由中醫師或修習中藥課程達適當標準之藥師管理其品質與販賣。

中藥在現行藥事法中，分爲中藥材及中藥製劑二種。中藥材係單味藥材，以藥食同源方式管理，不需查驗登記申領許可證；可以作爲藥品在中藥房販賣，部分品目也可以作爲食品在一般商行販賣。作爲食品之用者，則規

定不得宣稱療效。中藥製劑則應以固有成方製劑的形式，向行政院衛生署申請查驗登記。

固有成方製劑，係指依中央衛生主管機關選定公告具有醫療效能之傳統中藥處方調製（劑）之方劑（藥事法第10條)。現行中藥製劑分為中醫師處方藥、成藥及調劑專用（單味藥），凡以濃縮萃取方式製造者多以處方藥核定，其餘則為以「作用緩和，無積蓄性，耐久儲存，使用簡便，並明示其效能、用量、用法，標明成藥許可證字號，其使用不待醫師指示，即供治療疾病之用」之成藥（藥事法第9條）形式核准上市。

對於中藥製劑的製造與審查，依據行政院衛生署公布之「中藥查驗登記審查須知」，係以公告「基準方」供作核定各類藥品之處方依據。另外廠商如以醫宗金鑑、醫方集解、本草綱目、中國醫學大辭典及中國藥學大辭典等典籍所記載之各類方劑申請作為處方依據，亦得經過審查程序後決定是否同意作為處方依據。

中藥製造及輸入之行政管理機制，依據藥事法的規定，應由藥物工廠申請中央衛生主管機關查驗登記，經核准發給藥品許可證後，始得製造或輸入（藥事法第39、57條）。但為能使製造作業場所之人力、資源與設備作最充分有效的利用，以節省成本增加效益，法律亦規定可以將製造過程中明確足以區隔之步驟如製粒、檢驗作業等，以分段的方式，委託具有製造藥品相同資源設備之其他藥廠或檢驗室，在能力範圍內執行後交給委託者（藥事法第58條），但產品責任大部分仍由委託者擔負。

對於藥品製造與使用的責任，另有消費者保護法加以規範。消費者保護法之目的，在於確保其提供之商品或服務，無安全或衛生上之危險。商品或服務有危害之可能者，應於明顯處為警告標示及緊急處理危險之方法，確保產品（藥品）品質無瑕疵，包裝及標示完整。違反而致生損害時，應負連帶賠償責任。即使能證明其過程並無過失，僅得減輕其賠償責任，不能免除。在舉證責任方面，則保護弱勢的消費者，將舉證責任轉移給強勢的被告，即所謂「舉證責任倒置」之規定。

三、中藥的製造

（一）中藥製造業

台灣整體中藥產業結構，可以用上、中、下游加以區分。而中藥製造業是屬於下游產品製造部分。

上游：為製造中藥的原材料：藥用植物。

中游：為中藥材加工業。

下游：為中藥製劑業，泛指傳統中藥廠及科學中藥廠。

中藥製造業是指：「凡從事人或動物用中藥藥材之加工及其劑型之加工，調製成一定重量劑型之行業均屬之」。本產業的主要活動包括有膠劑製造、酒劑製造、丸劑製造、粉末加工、丹劑製造、碎片劑製造、浸膏劑製造、流浸膏劑製造、內服液劑製造、顆（細）粒劑製造、硬膏製造、錠劑製造、麴劑製造、飲片加工、膏滋製造、濃縮劑製造、膠囊劑製造、軟膏劑製造、外用液劑製造、粉（散）劑製造及外用粉（散）劑製造等二十二項。主要的產品區隔可為三類型：

1. 中藥傳統製劑：包括丸劑、散劑、膏劑、丹劑、湯劑、膠劑、塗敷劑。

2. 中藥濃縮製劑：包括濃縮散、顆粒、細粒、糖衣錠、膜衣錠、膠囊、內服液。

3. 中藥之西藥劑型：膜衣錠劑、糖衣錠劑、膠囊劑等。

（二）中藥產業特色

1. 藥食同源：多數食物用於食療（如：薑、蒜、醋、糖、鹽、酒），而部份中藥常用於食補（如：當歸、人參、枸杞等）。

2. 華人市場：目前使用中藥者大多為受中華文化薰陶之民族包括：中、韓、日及東南亞各國。近年來隨著華僑傳播以及科學實驗的證明，歐美人有逐漸接受的傾向。

3. 廠商眾多。

4. 中小企業：除少數GMP藥廠外，大多為小型工廠。

5. 傳統工業新科技應用：近年來由於西藥製劑的發達，加上工業化社會對中藥製劑使用上的不便，不易接受而有改善之需求。

（三）廠商中藥研發

廠商投入中藥研發工作

1.分析技術：主要為HPLC分析系統之建立，由於係配合品管工作因此投入廠商甚多。

2.藥理活性確認：應用藥理活性評估確認中藥藥效，進而作為品管方法。

3.顆粒劑：主要在於改善中藥濃縮顆粒劑之吸潮性及提高濃縮比，許多廠商對此皆有投入，並陸續有成果應用在生產上。

4.液劑：中藥口服液為未來開發的另一領域。

5.外用軟膏。

（四）我國發展中草藥之SWOT分析（表1-1）

表1-1. 我國發展中草藥之SWOT分析

S優勢	O機會
1.為中國傳統療法，易掌握精髓 2.政府重視與輔導 3.相關產業具基礎 4.醫藥相關人才素質優秀且充沛	1.各國產品開發法規已逐漸建立 2.全球興起一股自然風潮，尋找替代療法 3.全球植物性產品的市場持續成長
W劣勢	T威脅
1.國內市場狹小 2.缺乏科學驗證 3.缺乏專利保護 4.相關人才雖充沛但從事中草藥研發的人才卻不多 5.藥材仰賴進口，原料品質未妥善掌握 6.中草藥產品開發的上中下游資源未整合 7.未全面實施GMP 8. 藥政法規不完備	1.中國大陸掌握藥材資源優勢 2.日本產業投注多年研發，漢方藥科學化已俱基礎 3.歐美各國運用現代化科技急起直追

（五）我國中藥工業和競爭對象之比較

我國中藥工業在傳統中藥、科學中藥及西藥化中藥，和大陸、東南亞、歐美、日本等國家之競爭對象之比較，如（表1-2）。

表1-2. 我國中藥工業和競爭對象之比較

國家地區	傳統中藥	科學中藥	西藥化中藥
台灣	傳統生產方法少有改善，但近年來以使用機械代替手工	有29家生產濃縮中藥廠，但新劑型的開發甚少	有基礎研究但未有成功案例
大陸	產量大、產品多樣化，能開發新用途、新產品	有生產但較不普遍	推出新劑型包括注射新藥開發如青蒿素班貓素
東南亞	多為小工廠但有成熟大廠如虎標萬金油	幾無生產	幾無生產
歐美	除華人區外幾乎不使用	已逐漸使用，但甚少設廠生產	用於開發新藥有多項成果如：Ephedrine、Berberine等，直接使用天然物如銀杏等
日本	已較少使用	有能力開發，且發展甚多精緻劑型	用於發展新藥已有悠久歷史

（六）未來發展趨勢

1.產品變化與技術發展關係

(1)產品品質

未來中藥為適應工業化社會及國民生活水準之提高，產品務求精緻化、精密化、方便化。（新製劑技術、分析化學、生物技術、粉體加工技術等在中藥上之應用可使產品達到精緻化、精密化、方便化的目標）

(2)產品項目

由於中藥藥效溫和，對機能性急病有意想不到的功效，因此發展方向可朝老人病、慢性病如：糖尿病、高血壓、高血脂、老人癡呆症等；或健康美容如：健康飲料、中藥化妝品等方向發展。

2.產業技術變化與周邊產業（含產品、技術等）

(1)從生產過程而言

藥材：科學化方法鑑定道地中藥、代用藥材及真品鑑定等為主要發展重點。

選種：品種選定鑑別技術含植物分類學、化學分類學、基因鑑別等。

栽培：科學化栽培，使產品不但產量可靠，更重要者為成分穩定（須設法契約栽培）。

炮製：傳統技術之改善、檢討（檢討炮製對藥效之影響）。

(2)周邊開發技術相關者

藥理：毒性、藥效之再確認，新療效之發現（動物試驗及臨床試驗系統之建立）

法規：建立適合中藥用之藥物開發管理相關法規，包括：藥典藥品規格、藥效、藥理試驗相關法規，查驗登記法規，尤其是中藥之新藥、新劑型、審查規定。

3.產業未來趨勢

　(1)中醫市場

　　a. 對西藥劑型之使用將會接受：目前大多中醫師已逐漸能接受濃縮及西藥劑型之中藥，且由於中藥廠的實施GMP制度，其產品品質已獲大眾肯定。

　　b. 對傳統方劑應會繼續使用：傳統方劑既有甚久臨床驗證的經驗累積，在未來不但不會受到淘汰，甚至因新療效的發現將更受到重視。

　　c. 國內新配方開發：目前仍以古籍有記載者為限，惟中藥新配方如確有療效，可申請臨床試驗，並申請政府輔導。

　　d. 浸膏之分離純化：將被認定「非屬中藥」分離純化後即以西藥視之，並乃需進一步上臨床，才能取得藥品許可證。

　(2)西醫市場

　　a. 對複合成分藥品已逐漸接受：FDA已接受中藥方劑進入臨床階段。

　　b. 對成分分析定性定量要求：藥政處對換證或新藥申請要求指標成分的HPLC分析數據。

　　c. 需要進行毒性藥效藥理臨床試驗：為進入歐美市場常被要求進行毒性、藥效、藥理試驗。

　　d. 針對西醫病理藥理進行探討：為使西醫接受病人對西醫療效適應症之證實尤其必要。

　(3)OTC市場

　　可見的未來：健康食品天然功能性化妝品需求日趨龐大，品質要求提高、國外接受性提高、濃縮倍數高、藥效確實、產品精緻，為市場需求之趨勢。

第二節　中藥品質管制的困難

一、中藥品質管制目前所遭遇之問題

（一）藥材之來源掌握及品質管制

1.輸入藥材之包裝粗糙，無法防止外來物污染、防潮、防霉、防虫蛀，容易變質。

2.缺乏官方藥材規格，無法以要求供應商對有效成份含量、重金屬含量、農藥殘留量、微生物污染等品質標準提供保證。

3.大陸藥材多以飲片方式進口，真偽鑑定困難。

4.藥材品種混雜、產地不定、品質不均、人工栽培品質不純與品質退化。

（二）法規方面

1.衛生署限定中藥查驗登記之處方依據，一律以古代醫藥典籍記載方劑為限，廠商無法開發新藥。

2.目前藥政法規不夠完備，新處方、新療效、新複方及新劑型之申請無法可循。

3.依現行專利審查基準，中藥組成物、加工方法之專利取得困難。

（三）市場行銷面

1.健保實施後，由於廠商間惡性競爭，藥價每況愈下，已不敷成本，造成劣幣驅逐良幣，品質水準不一。

2.健保祇對濃縮製劑給予給付，無法增加中藥市場空間，對未實施GMP之中藥廠也無法形成GMP之誘因環境。

（四）研究發展

1.開發新方劑之相關法規、制度及基礎設施（包含藥理、毒理及臨床實驗）不夠完備。

2.產業資訊不足，無法配合投資與行銷規劃需要。

基本上藥材來源、品管、製造、研發、市場上的問題，在技術上應該是可以解決的。但法規上的瓶頸如果無法突破，我國中藥工業在無法開發新產品及智慧財產無法獲得專利保護的情況下，未來永遠難以有所發展。

（五）台灣具備符合國際化之法規制度

1.智慧財產保護相關法規，包括：專利法、商標法、營業秘密法、著作權法。

2.藥品研發動物試驗優良實驗室操作規範（GLP）。

3.藥品優良臨床試驗規範（GCP）。

4.優良原料藥製造規範（GMP）及現行藥品優良製造規範（cGMP）。

5.臨床前動物試驗基準、藥品臨床試驗基準及藥品安定性試驗基準。

6.訂定中藥處方新療效、植物抽取物及放射性藥品臨床試驗辦法及審查基準。

7.生物性農藥相關法規。

8.藥品科技研究發展獎勵辦法。

9.中藥臨床試驗，新藥查驗登記辦法。

10.指示藥品審查基準。

二、中藥品質管制的特性

1.中藥因藥材來源繁雜，如何控制其品質以確保療效，是提昇中藥製品的一重要課題。

2.中藥係天然藥物，其品種、產地、採收季節、貯存條件、品種變異等各種自然及人工條件，都明顯地影響藥物有效成分，製劑品質不易穩定。

3.中藥製劑在進行人體試驗前，須有CMC（化學、製造、管制），即生產加工流程的控制（Process Control）之規範，以使產品品質有其一

致性。

4. 單味中藥便含有多種化學成分，而中藥複方，特別是大複方，其化學成分及其相互作用就更爲複雜。

5. 複方湯劑中各單味中藥所含化學成分或因製程的不同，或因劑型的改變，有的可保持原有的狀態，有的可因相互影響而產生品質的改變。

三、中藥品質管制的對策

中藥之性質相對於西藥而言，更顯複雜，因此中藥之品質管制自不同於西藥之品質管制，由（圖1-1）可知中藥品質管制之對策中，特性、標準、法規及技術等四個項目，實爲環繞於中藥品質管制的四個面向，是中藥品質管制的實務面，在此之前，應先明瞭品質與品質管制乃是中藥品質管制的核心，唯有由品質的意義出發，進而了解品質管理的目的與做法，才知「爲何而戰」、「因何而戰」，並至統計製程管制、管制圖、抽樣、顧客滿意、可靠度等一系列品管課題。最後才由中藥的品質特性思考，並論及標準、法規、中藥材、中藥製劑、實驗室品管、危機、風險管理、智慧財產等實務課題。

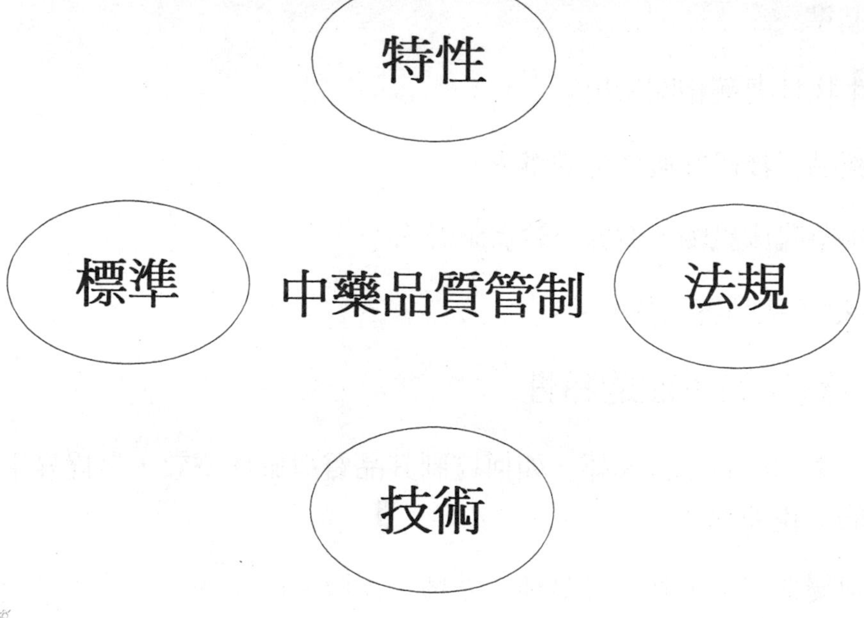

特性

標準　　中藥品質管制　　**法規**

技術

圖1-1. 中藥品質管制之對策

第三節　中藥品質管理檢驗機構

行政院衛生署管理台灣地區中醫藥行政事務，其下設機構有：中醫藥委員會、醫政處、藥政處、藥物食品檢驗局等。中藥品質管理檢驗主要機構之圖示，如（圖1-2）。

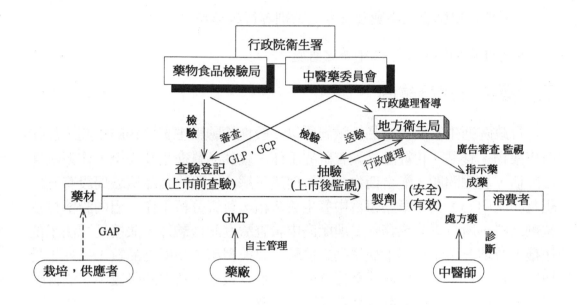

圖1-2. 中藥品質管理檢驗機構圖示

一、中醫藥委員會

行政院衛生署中醫藥委員會專職於管理台灣中醫藥行政工作之機構，由委員、研究委員組成，該會設中醫組，中藥組、研究發展組等三個業務組及秘書室，負責管理中醫中藥各項行政事務及各項研究發展工作。目前中藥管理可分為中藥材與製劑兩種，中藥材是由具有中藥商資格之貿易商，向經濟部國貿局申請進口，其貨源大部份來自大陸地區。製藥廠製造之中藥製劑，上市之前須經由中醫藥委員會嚴格審核之監督管制，包含市面產品之抽查檢驗及後續查廠之追蹤管理，以確保藥品製劑之品質及消費者大眾之安全。

與中藥品質管制有關的是中醫藥委員會中藥組其所職掌之工作簡介如下：

1.辦理中藥藥品查驗登記、變更、展延許可證等工作。

2.推動中藥廠全面實施藥品優良製造標準（GMP）制度。

3.訂定中藥基準方。（共337方，已公告200方）。

4.召開中藥臨床小組、中藥諮詢小組、中藥製劑審議小組會議。

5.辦理可供膳食用中藥及食品之區別等行政事務。

6.辦理違規廣告及不法中藥之查處。

二、藥物食品檢驗局

　　行政院衛生署藥物食品檢驗局原以一般性檢驗為主，自1985年起，加強市售藥物、食品、化粧品之調查研究工作，就其品質衛生及安全，作系統性之評估，發掘問題，配合衛生行政管理迅予解決。藥物食品檢驗局設有五個組及四個中心，其中第三組為中藥生藥學組，負責分析工作，組內設藥材及製劑二科，所負責的業務除受理廠商申請查驗登記檢驗外，並接受司法單位送檢，及地方衛生枝關抽驗樣品之檢驗，以監督市售中藥之品質，另外也受理單位及消費者委託檢驗。為提高檢驗水準及效率，致力於研擬中藥的檢驗規格，以提供中藥製造業者品質管制的參考。

　　檢驗業務側重於檢驗技術之研究發展，為確保各項試驗數據之品質，提高試驗結果之精確性。積極推動優良實驗操作規範及檢驗業務資訊化，以建立公信力。並推及地方衛生檢驗單位及有關檢驗機構，使檢驗結果達到全國一致之標準。

（一）一般性檢驗：

1.查驗及封緘檢驗：

查驗登記檢驗：國產或輸入藥物、食品添加物及含藥化粧品，申請發給製造或輸入許可證時，依法須先經檢驗，以供行政管理單位參考者。

封緘檢驗：凡屬生物製劑藥品，為保障製劑之安全及效價，依法於每批次製造完成或輸入，經檢驗（審查）合格，於最小單位產品上逐一緘封，始得使用者。

2.抽查及稽核檢驗:

抽（稽）查檢驗：中央或地方衛生行政管理機關，為防制販售偽、禁、劣藥物、化粧品或不良食品，抽樣檢驗、鑑定。

服務檢驗：消費者對於持有之藥物、食品、化粧品，疑其品質、衛生有礙健康，向所在地衛生機關申訴，經轉送檢驗者。

3.委託檢驗:

政府機關、公營機構為持有、製造或擬購入藥物、食品，需明瞭其品質衛生；學術機構為學術研究所必要；人民團體為公益目的所需要；製造業者應輸出對象之要求，需要品質衛生證明，而委託檢驗者。

司法、情治或軍警機關為案情需要，將涉案之藥物、食品、化粧品或毒品送交檢驗者。

4.消費者檢驗:

消費者若對於藥物、食品、化妝品之衛生品質有疑慮，可直接向當地衛生局消費者服務中心申請檢驗，受理之衛生局會將檢體送驗。

5.食物中毒案件，或臨時突發事件,須配合行政管理之需要予以檢驗者。

（二）市售品調查評估：

抽驗市售藥物、食品、化粧品，作系統性之調查評估，以期儘早發掘缺失適時提供行政管理參考處理。

（三）檢驗技術研究：

為期檢驗結果一致性及公信力，研究各種檢驗方法，以制定國家標準檢驗法之參考。

（四）標準品之供應：

藥品檢驗所需純度較高且經標定之對照標準品，本局以『藥物食品檢驗局標準品』供應國內檢驗者使用。

（五）檢驗與稽查技術之輔導與訓練：

地方衛生機 關實際負責藥物、食品、化粧品之管理工作，為提升 其稽查、檢驗技術，本局經常辦理各項有關訓練，並不定期對地方衛生檢驗及稽查單位進行輔導。

（六）第三組（中藥組）業務職掌

1. 藥材基原之確立。

2. 國產暨輸入中藥、生藥製劑之查驗登記檢驗。

3. 中藥、生藥製劑之抽查檢驗。

4. 市售藥材及中藥、生藥品質調查研究。

5. 檢驗方法之開發研究。

第 二 章
品 質 管 制

【摘　要】

第二章 品質管制

第一節 品質

　　隨著人類社會的不斷進步，消費者對於產品或服務的「品質」要求也越來越高，無疑的，「品質」已成為消費者選購物品或服務時必須提供的條件，同時也是決定企業是否構持續生存的關鍵點。

一、品質的重要性

　　品質與人類生活可說是密切不可分割的，由於下列因素使得品質的重要性及影響日益顯著。

1.消費形態的改變

　　隨著國民所得的提高，人們對產品或服務品質的要求亦日形高漲。

2.品質競爭的激裂化及全球性

　　惟有優越的產品才能符合顧客的要求，才能在激烈的競爭市場上保持優勢。

3.技術進步

　　除非高度重視品質管理作業及工業技術之發展與改進，否則生產者的品質管理作業及工業技術很快就會趕不上時代的要求。

4.消費者主義的抬頭

　　消費者主義的抬頭，增強了生產者應善盡產品責任。

5.政府立法

　　政府立法，要求工廠強化污染防治、工業安全衛生。

二、品質的意義

　　品質（Quality），係指產品或服務的機能或特性之整體，以滿足顧客的需要。

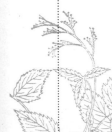

顧客是產品或服務的購買人，就消費性產品或服務而言，品質就是「適用」。「適用」是指產品或服務的特性能滿足消費者（顧客）使用上的需要而言。就工業產品或服務而言，品質就是「符合規定」，符合規定是指產品或服務的特性能夠符合製造商或組織機構對該產品規格的要求。

三、品質觀念的演進

（一）品質觀念的發展

品質觀念的發展，可以分為五個時期，每個時期各有不同的品質管理策略與方法。

1.品質是「檢驗」出來的

隨著工業革命的發生，出現了大量生產型態，作業員追求量的提升，卻忽略了產品品質，品質便由領班負責。到了二十世紀，製造業的產品愈形複雜，領班無法兼任品質監督之責；同時專業分工的觀念，也影響到品質管制的工作，於是有專業檢驗員的設置。此時期，都只是藉由檢查來維持產品的品質，其品質管理是建立在品檢制度上。

2.品質是「製造」出來的

1940年代當統計在管理運用盛行時，美國的休華特(Shewhart)發展出第一套管制圖，引發品管學者致力開發統計方法在品管上的應用，開啟了「統計品質管制」的時代，強調必須將產品檢驗的結果，回饋到製程改善，才能預先防止不良品的發生，也使得作業員對品質的觀念隨之改變為「品質是製造出來的」。品管制度也隨之發展成為以回饋改善為主的品管制度。

3.品質是「設計」出來的

製程管制時期只注意自己工廠產品的品管（廠內品管），卻忽略了廠外的品管。所謂廠外品管是指產品的儲運和使用階段的品管問題，為了解決這兩個階段所發生的品質問題，於是發展出可靠度(如產品壽命、運輸、環境等試驗)的理論與做法。為了保證這兩個階段的產品是可靠的，所以必須在產品的企畫與設計階段就先行管制好，在設計時就先把顧客的需求考慮進去（Design-in）以及設計審查的想法。由「產品是設計出來的」品質觀念，所衍生的品質制度考慮顧客需求、

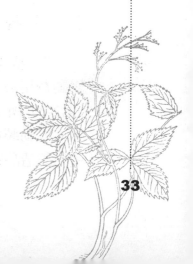

使用工作標準、配額、目標等可以改進生產力。	必須消除所有的工作標準和配額。
恐懼和獎賞是引發動機的正途。	恐懼導致災難。
人可以被當作商品來看待——有需求時多買進，需求少時則裁員。	應該使人覺得對他的工作有安全感。
獎賞表現最好的人員、懲罰最差的，就可以提升生產力與創造力。	表現好壞之差大部分是由制度所造成的；判斷及予以賞罰的評估是否表現是在平均線以上或以下的制度就摧毀了團隊意識及公司本身。
以最低成本買入。	從相信品質的供應商買入。
用一個供應商來牽制另一個。	與供應廠商合作。
頻繁更換供應廠商，一切以價格為準。	投入時間知識，協助供應廠商改進品質與成本。發展與供應廠商間的長程關係。
利潤的來源是維持高收入低成本。	利潤是由忠實顧客群所生出的。
利潤是一個企業最重要的指標。	僅以利潤為著眼點來經營一個企業，就像是只看著後照鏡開汽車；你只知道過了那裡，不知道往那裡去。

第二節 最適的品質

一、最適的設計品質

設計品質是指開發的製品中，正常製品所具備的性能而言。最適的設計品質，係指所設計的產品品質達到最高的成本效益而言。

如（圖2-1）所示，價值與成本同為設計品質水準之遞增函數。當價值的遞增率等於成本的遞增率時，設計品質水準（Qo）遂達到最佳化。最佳化的設計品質水準便是最適的設計品質。

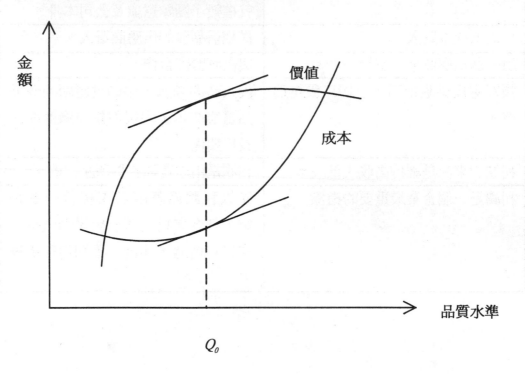

圖2-1. 最適的設計品質

二、最適的製造品質

製造品質是指離開設計品質的程度而言。最適的製造品質，係指在製造變動費用與管理費用加總起來的總成本最低之下的製造品質水準而言。如（圖2-2）所示，變動製造費用與管理費用兩者都是製造品質的函數；在總成本（變動製造費用加上管理費用）最低的情況下之製造品質（P0），便是最適的製造品質。

品質成本（Quality Costs）係指生產者為使產品達到並維持某種品質水準所支出的一切費用，以及因產品不能達到該特定品質水準而花費的代價。

品質成本（直接品質成本）分成下列四大項：

1.預防成本。係指預防不良品之發生所需的各項費用而言。

2.鑑定成本。係指為鑑定產品是否符合規格或品質要求而支付的各種檢驗費用。

3.內部失敗成本。係指產品出廠前因不符合規格或品質要求而支付的各種費用。

4.外部失敗成本。係指產品出廠後因不符合規格或品質要求而支付的各項費用。

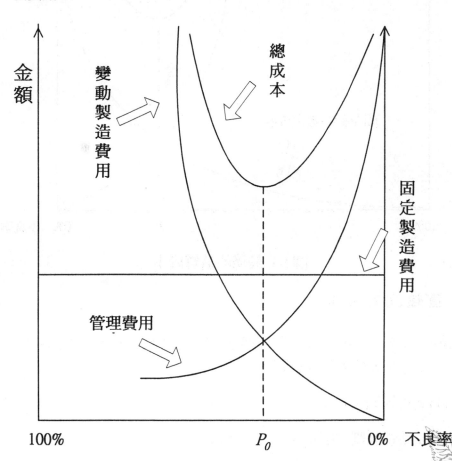

圖2-2. 製造品質

三、最適的品質成本

如（圖2-3）所示，係指總品質成本最低的品質水準（P0）。內部失敗成本與外部失敗成本是品質水準（不良率）的正函數，隨不良率之增加而遞增。預防成本與鑑定成本是品質水準（不良率）之反函數，不良率會隨此成本的增加而遞減。在總品質成本（預防成本、鑑定成本＋內部失敗成本、外部失敗成本）最低的品質水準（不良率P0），才是最適的品質水準。

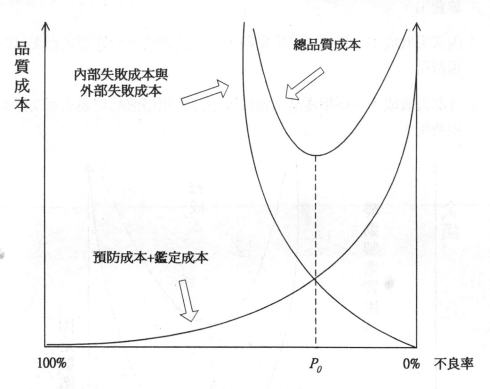

圖2-3. 最適的品質成本

（一）直接品質成本

1.預防成本：保證達成品質標準並預防不良品所發生所需之費用，含產品設計與製程設計等有關成本。

(1)品質管制工程：

a.品質計劃的擬定、執行、稽核。

b.品質制度的建立與維持。

(2)製程管制工程：

　　　　a.製程研究分析。

　　　　b.製程品管制度之監督。

　(3)品質量測與管制設備的設計與發展。

　(4)品質訓練計劃之擬定、實施。

　(5)其他預防費用。

2.評鑑成本：量測、評估、稽核產品、組件、購入物料等，保證符合品質標準之有關各種檢查的成本。

　(1)進料測試與檢驗。

　(2)實驗室驗收測試。

　(3)檢驗與測試費用。

　(4)產品品質稽核費用。

　(5)檢查的人工費用。

　(6)試驗和測試的人工費用。

　(7)測試和檢驗儀器的維護和校正。

　(8)測試和檢驗資料的檢討。

3.內部失敗成本：產品、組件、物料在出廠前未達成品質要求所造成的成本。

　(1)廢料。

　(2)重加工（再製或修理）。

　(3)追查故障（失敗分析）。

　(4)再檢驗、再測試。

　(5)降等損失。

　(6.)材料檢討活動。

4.外部失敗成本：產品出廠後顧客發現不良所造成的成本。

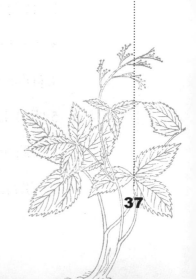

(1)訴怨。

(2)拒收退貨。

(3)交換新品。

(4)退貨修理。

（二）間接品質成本：

間接品質成本可分為三類：

1.顧客遭遇故障之品質成本：此為保證期以後，顧客因產品成本故障而支付之運輸、修理費用。

2.顧客不滿意之品質成本：此種成本隨顧客之滿足程度而定，當缺點水準高時，此種成本就高，反之亦然。

3.信譽損失之品質成本：此種成本反應出顧客對公司的態度。

四、品質成本的功能與限制

把品質成本制度當成一種管理工具，用來突顯品質問題並使企業重視品質管理，則品質成本制度對企業來說是一項有力的武器。品質成本的觀念在於強調損失的觀念，事先投入必要的鑑定與預防成本，避免產生品質失敗的加乘效應，來防止總品質成本無限擴大。

（一）品質成本的功能

1.使品質成為可衡量、可管理之目標。

2.有助於衡量企業追求品質之利益。

3.作為控制品質計畫之工具。

4.有助於衡量作業人員及高階管理人員之績效。

5.使員工瞭解品質對各部門之影響。

6.可將企業之策略目標與日常作業連結。

7.有助於企業長期、短期成功因素之確認。

8.作為補充之績效方式,引導員工日常作業。

9.有助於決定品質改進活動之順序與時間。

（二）品質成本的限制

當然，品質成本絕非解決一切品質問題的萬靈丹。

1.品質成本只提供品質問題之訊息，並不能提供解決之方案。

2.品質成本無法提供提升產品品質之行動步驟。

3.將品質以金額表達可能使管理者重視短期品質成本之下降，而誤導了品質計畫之執行。

4.提升品質之努力與成果經常不能在同一時期表現出來。

5可能會忽略了重要的品質因素，如因品質不良導致銷貨減少。

6.品質成本也可能包含了不適當的因素在內，如降價求售可能是促銷的方法，而非由於不良的品質所造成。

7.品質成本所牽涉的估計及分攤可能發生錯誤。

第三節　製造業及服務業的品質

一、製造業的品質

製造業所發展出的品質保證系統已存在了一段時日，這些系統主要著重於技術層次，但在發展成為顧客導向的組織之過程中，已經發生一些根本的改變，特別是在產品設計、人力資源管理及供應商關係方面尤為顯著。

(一)製造系統

1.行銷與業務

今日行銷與銷售對品質的影響已超過廣告與推銷，負責行銷與銷售的員工對於品質都肩負重要的責任。

行銷與銷售人員必須負責判定消費者的需求與期望，其中包括了解消費者想要的產品及特色，以及消費者所願意支付的產品價格。有了這

些資訊才能使公司設計出技術上可行而價格也能被接受的產品。

2.產品設計與工程

產品設計與工程主要在開發產品的技術規格與製造程序，以符合行銷部門所訂定的產品標準。不符工程設計標準的產品由於無法滿足消費者，在市場中將會招致失敗。過度設計的產品則由於超乎消費者的預期，也可能無法獲取利潤。

3.採購與收貨

所採購的原料與服務品質以及這些原料與服務的準時交貨是相當重要的。可以透過下列方式來達成品質要求：

(1)選擇有品質意識的供應商。

(2)召集買賣雙方的技術人員來設計產品及解決技術上的問題。

(3)以互信建立長期供應商的關係。

(4)提供供應商品質改善方面的訓練。

(5)通知供應商他們所供應產品的所有問題。

(6)當品質標準與設計改變時，應與供應商維持良好的溝通。

4.生產規劃與排程

一項生產計畫應指出滿足顧客訂單需求的長期與短期之生產標準，必須適時適地的供應正確無誤的原物料、加工具及設備，以確保生產流程的順暢。

5.製造與裝配

製造與裝配品質所扮演之角色乃在於確保企業能正確地製造產品。人力與技術對高品質的製造是不可或缺的。

6.製成品檢驗與測試

製成品檢驗的目的在於判斷製造的整體品質、發掘並協助解決生產系統的問題以確保不會將有瑕疵的貨品交給消費者。

7.包裝、交貨與儲存

包裝、交貨與儲存（一般統稱物流）的功能就在確保產品製造後的品質。

8.服務

良好的售後服務是建立消費者滿意與忠誠度最重要的影響因素之一。

（二）支援製造之其他功能

1.一般管理

一般管理對於企業內規劃與執行品質保證負有整體之責。

2.財務與會計

財務功能負責資金的取得與運用、分析投資機會以及確保企業營運的效率與獲利。財務決策會影響製造設備的採購、成本控管政策、價量決策、甚至整個組織。

3.人力資源管理

人力資源功能在品質管理方面扮演了極為重要的角色。員工必須具備足以適任工作的技能及動機，才能完成高品質的工作。

4.品質保證

管理者必須針對自己所負責的程序部分進行品質的研究與改善。因此每位管理者皆是品質經理。

二、服務業的品質

服務一直被定義為「一種發生於服務性公司的代表人員與顧客間直接接觸的社會活動」。

服務的品質包括了核心服務的品質與周邊服務的品質。周邊服務可以增加核心服務的附加價值，企業也可以透過無形產品來提供周邊服務，有時這些周邊服務所提供的消費者滿意甚至超越核心產品所能提供的價值。

（一）將服務視為生產系統

服務的本質就在提供顧客滿意，也就是說服務必須能夠滿足或超越顧客

的期望。企業必須將這些期望轉化為類似於製造品的產品規格及功能標準。

服務性產品的品質包括：時間、及時、完整、禮貌、一致、接近性與方便性、精確及反應。

製造品質可依設計規格來加以評估，服務品質卻只能由顧客主觀預期及過去經驗來判斷。製造品可以由製造商召回或更換，但不良的服務卻只能道歉及補償。服務業通常屬於人力密集，製造業則較貨向資本密集。人與人之間的互動因此成為影響服務品質的重要因素。

（二）服務系統的品質組成要件

1.員工

顧客主要以與人接觸的互動來評估服務產品的品質。許多公司的第一線員工，包括：銷貨員、接待員、送貨員等，這些與顧客接觸最頻繁的員工，常常是全公司薪資最低、受訓最少、決策權限最低，以及責任最輕的一批人。教育訓練很重要，因為服務人員需要處理顧客的每一項反應，從打招呼到詢問正確的問題。

2.資訊科技

資訊科技包括電腦、通訊、資料處理及將資料轉換為有用資訊的各種方法。由於服務業常常需要處理大量資料，以及在顧客對服務水準的期望大幅提升的情況下，資訊科技對服務業而言特別重要。所有的服務業都正在利用資訊科技來改善顧客服務。

（三）服務品質的屬性

衡量服務品質應包含下列七項：

1.安全：指顧客對服務系統可信賴的程度。

2.一致性：指服務統一、標準化的，不會因人員、地點或時間的不同而有所差異。

3.態度：指服務人員的態度親切有禮。

4.完整性：指服務設的周全。

5.彈性：只能根據不同顧客的需求而調整服務。

6.可獲性：指交通便利、作業容易等。

7.時效性：指在顧客期望的時間內完成服務。

服務品質則應該包含下列五項特性：

1.有形性：指顧客可看得見的實體部分，包括服務場所、設備及人員等。

2.可靠性：指服務績效可靠、正確的提供承諾服務的能力。

3.反應性：指迅速協助顧客解決問題及提供顧客立即的需求之意願。

4.保證性：指服務人員的專業知識、禮貌及傳達給顧客信任感的能力。

5.關懷性：指服務人員能提供顧客貼心、個別關懷的服務。

第四節　品質管制與品質管理

在工業革命後的時代裏品質管制的技術逐漸被發展出來，尤其是在第一次世界大戰的期間更是蓬勃發展，而抽樣技術的發展更是將統計應用到品質的管制與監督。二次世界大戰後，製造工業面臨高成本及低利潤的窘境，而市場也變得難以開發及更具競爭性，此時發展新的品質管理技術顯得更迫切需要了。人們終於逐漸地發現在產品製成後才企圖管制品質是件愚蠢的事，如果能於製程前或製程當時去防止缺陷顯然將更具成本效益，生產也會更有效率從而減少不合格品，這也是所謂品質保證的誕生。

一、品質管制

依據美國朱蘭博士（Joseph Juran）的定義，所謂品質管理（Quality Control；QC），係指設定品質標準，為達到此標準所使用的一切方法而言。依據日本石訓馨教授對品質管制的定義，品質管理係指將購買者所滿意的最經濟、最實用的製品，加以開發、設計、生產、銷售與服務而言。品質管制乃是在使用一些技巧與活動，以便達成、維持或改進組織機構所設定的產品或服務之品質標準。

品質管制的目的在管制品質，使產品或服務的品質在管制狀態下。

二、品質管理

(一) 品質管理的內容

品質管理（Quality Management），係指組織機構先決定品質政策（方針）、目標與責任，然後在其品質系統內，實施品質規劃、品質保證及品質改善等整體管理功能所有活動而言。品質政策（方針）之實施乃是品質管理的根本。品質管理活動的三部曲乃是品質規劃、品質管理及品質的改善。

品質政策（Quality Policy），係指組織機構表明其品質管理與執行之全盤方向及意圖，以便將優良的產品或服務運送給顧客而言。

品質政策（方針）是組織機構經營管理政策（方針），品質政策（方針）爲組織機構經營管理政策（方針）的核心課題。

品質目標（Quality Objective），係指組織機構對產品品質或服務，在某特定期限內，所要達成的品質水準而言。

品質規劃（Quality Planning），係指品質目標與要求之策劃與確立，以利品質執行與管制。

(二) 品質管理的活動

品質改善（Quality Improvement），係指改進產品或服務價值之所有組織機構的活動而言。

組織機構先決定其品質政策（方針）、目標與責任，在其品質系統內，透過戴明品質管理循環，實施品質規劃、品質保證及改善等整體管理功能，而遂行其品質管理。

戴明品質管理循環（圖2-4）

1. 計劃（plan；P）。計劃品質管理的主題、品質衡量的單位，進而建立各項品質目標及管制標準，也就是品質計劃的意思。

2. 實施（do；D）。就是實施品質管理

3. 查核（check；C）。查核品質計劃與品質管理實施結果之間有無差異存在，並尋找差異的程度及其原因所在。

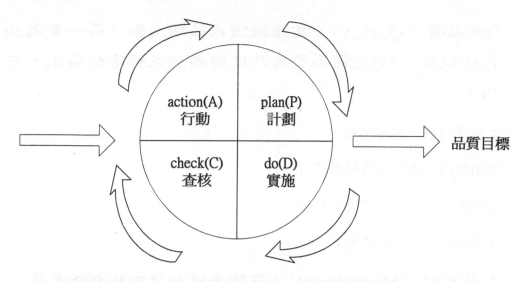

4.行動（action；A）。採取校正措施，以消除差異原因。

圖2-4. 戴明品質管理循環

第五節　全面品質管理

　　全面品質管理是由早期的品質保證（Quality Assurance）、品質管制(Quality Control)、統計品質管制（Statistical Quality Control；SPC）、以及全面品質管制（Total Quality Control；TQC）等品質管理理念，逐漸發展而來的。全面品質管理的歷史，可以追溯到二次世界大戰後，戰後日本的重建靠著品管學家戴明、朱蘭和費根堡等人的協助，利用統計品質管制的工具來提昇產品品質。

一、定義

T是全面（Total），其與「品管」聯結時，包括四種意義：

1.每一種與組織有關的產品或服務相關的職能都應參與。

2.只有在顧客使用產品或服務感到滿足才算完成。

3.組織內每個層級、職位都以品質為目標。

4.每位員工都要為本身及團隊的工作品質負責。

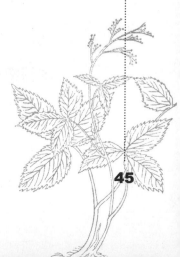

45

Q是品質（Quality），意指組織內每項活動、每一產品的良好程度，TQ全面品質指其能持續滿足顧客的需求，包括：

1.品質卓越、顧客滿意。

2.組織員工團隊合作精神良好。

3.持續不斷檢討、改進與創新。

4.良好且有效率的管理和領導。

M是經營（Management），意指手段和目的的判斷使用。

TQM則是達成組織目標的整體做法，包含：

1.所有能夠經營、有效地達成品管目標之必要活動。

2.達成組織所有目標的全面性做法。

3.整合、動員組織內一切資源，朝向組織目標持續改進。

二、內容

戴明認為，一個組織要澈底完成品質改革，必須貫澈十四項原則，並且缺一不可：

1.建立一致的目標以改進產品與服務品質。

2.採取新的經營理念。

3.停止依靠大量檢查以獲得品質改善。

4.停止僅以價格做為交易的基礎。

5.持續不斷地改進生產與服務系統。

6.進行在職訓練。

7.建立領導風格。

8.排除恐懼。

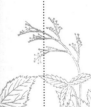

9.破除部門之間的障礙。

10.避免向員工喊口號與訓誡。

11.消除工作配額，消除管理上為員工設定的數字目標。

12.創造員工對其工作技能感到驕傲的環境。

13.對每位員工進行自我教育及自我改進。

14.採取行動，全員參與轉型。

波德‧聖吉將員工對品質的心智歸納為以下五種：

1. 維持現狀：員工認為品質根本不是問題。

2. 品質管制：品質是在出貨、交貨前，檢驗產品和找出錯誤的流程。

3. 顧客服務：品質是聆聽顧客的聲音，儘快為顧客解決問題，且不收任
何額外費用。

4. 流程改變：品質是運用統計流程控制、流程改造、和其他管制品質的
工具，並瞭解和消除流程、產品與服務中不可接受的差異。

5. 全面品質：品質是扭轉員工的思考與合作、改變價值觀、獎勵制度和
對成功的衡量方式，必須全體通力合作，設計一個融合品質管制、顧
客服務、流程改善、與供應商關係的完美無缺、能提高附加價值的系
統。

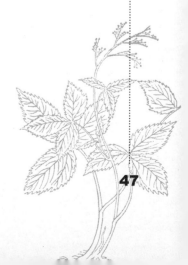

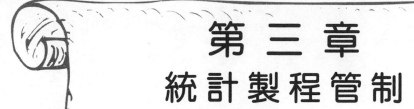

第 三 章
統 計 製 程 管 制

【摘　　要】

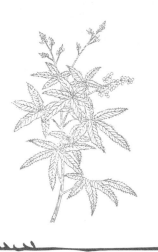

第三章 統計製程管制

第一節 六標準差

一、六標準差之起源

品質的觀念是一直到二次世界大戰後，才逐漸蓬勃發展的，從早期的統計品質管制（SQC）到全面品質管制（TQC），再經由日本修正後所發起的品管圈（QCC）活動、1980年代末期的全面品質管理（TQM），直至新一波的六標準差（Six Sigma；6σ）活動，都是為了提昇產品的品質而達到顧客滿意的目標。

六標準差的發展大致劃分為四個時期：

1.1985-1992年 概念成形期。

六標準差的概念是由Motorola於西元1980年代所導入的品質活動，以減少產品的不良率，並同時縮短產品之開發時程，以期能大幅提昇其競爭力。

2. 1993-1994年 手法修正期。

不侷限於製造流程方面，而是將其應用到非製造方面之所有商業流程管理。

3. 1994-1996年 開花結果期。

4. 1996年-至今發揚光大期。

二、六標準差定義

「標準差」是源自於希臘字母的「σ」，發音為Sigma，代表母體的標準偏差（Standard Deviation），運用在品質方面，它所代表的就是一種測量品質的標竿工具，代表一種績效指標，也代表一種品質改善的觀念。六標準差又稱為「六倍標準差」、「6-Sigma」或「6-σ」，或「六西格馬」。

定義「六標準差」：

1. 對流程、服務或產品績效的統計衡量

以六標準差來做為衡量標準的第一步，就是要先確認顧真正的期望是什麼，再依顧客的關鍵要求而針對流程進行衡量。如果服務水準有68%符合顧客要求，則流程達到「二標準差」的層級；若能做到93%符合要求，則有「三標準差」的品質水平。

2. 近乎完美的績效指標

目前一般企業的平均品質水準約為三至四個標準差，六標準差就是要致力於降低誤差發生的可能性，以每百萬次操作中僅會發生3.4次錯誤，如此近乎零缺點的績效來做為企業的目標。

3. 企業永續經營的績效管理系統

為達到近乎完美的六標準差目標，企業必然要執行一連串的改善方案以朝目標邁進，但這些改善方案的目的並不僅僅是要改進流程的缺失，更重要的任務是要改變整個企業的文化，以顧客的要求為核心，由上而下致力於推動六標準差。簡言之，六標準差就是一個結合強勢領導和基層動力參與的品質管理系統。

在標準常態分配下，六標準差的不良率應該等於0.002ppm，但在實務上，流程的平均數偏離規格中心的可能性很高，假設製程平均數之允許偏移量為±1.5σ，當平均數左右移動後，即可用來計算流程的標準差水平，經偏移後之六標準差品質水平為3.4ppm，即每百萬僅有3.4次的出錯機率，如（表3-1）所示。

表3-1. 規格界限vs.缺點數對照表

規格界限	製程平均數無偏移		製程平均數偏移 ±1.5σ	
	百分比	ppm缺點數	百分比	ppm缺點數
±1σ	68.27%	317300	30.23%	697700
±2σ	95.45%	45500	69.13%	308700
±3σ	99.73%	2700	93.32%	66810
±4σ	99.9937%	63	99.379%	6210
±5σ	99.999943%	0.57	99.9767%	233
±6σ	99.9999998%	0.002	99.99966%	3.4

三、六標準差主旨

六標準差所涉及到的並非只有品質而已，它所牽涉到的是整個企業組織文化的改變；然而事實上它就是一種組織的變革，透過六標準差這樣一個近乎完美的品質目標，以及一連串的教育訓練，進而改變組織內既有的思維模式。六標準差所重視的是培養員工養成「一次就做好，一次就做對」的工作觀念，在六標準差的精神下，品質已經不是被檢驗出來的，而是被設計、製造出來的。

六標準差包含有六大主旨：

1.真心以顧客為尊

從定義品質關鍵因素（CTQ）開始一直到績效衡量，都必須以顧客的意見為主；CTQ所強調的就是要找出能切合顧客需求的產品特性，而績效衡量更是端視改進的成果能否提高顧客滿意度而定。

2.管理依資料和事實而更新

確實蒐集管理所需要的資訊或資料，並藉由資料追蹤結果與製程狀況等。

3.以流程為重

在六標準差中，製程即為設計產品、衡量績效、提升效益或顧客滿意度，甚至為經營整個企業的主要工具。

4.主動管理

應用事實與資料針對製程所可能發生的變異，事先採取行動，而不是被動地做事後補救的動作。

5.協力合作無界限

六標準差強調由上而下的管理，當公司的目標確定後，各部門與人員應瞭解該如何配合公司的大方向而協力合作，同時建立起對外的溝通橋樑，以利於內部團體與顧客、供應商、供應鏈間的通力合作。

6.追求完美，容忍失敗

在追求六標準差這樣近乎完美目標的過程中，偶發的挫敗是在所難

免，但企業必須管理風險，並學習如何從挫敗中成長，從而提高績效和顧客滿意度的門檻。

奇異公司明確定義企業之所以必須推行六標準差a的重要性如下(2001年)：

(一)對於顧客

1.可以獲得更高品質的產品或服務。

2.可以在最低成本與最高利潤的條件下，提供給客戶更好的服務。

3.不需要再花時間尋找其他的上游供應商。

(二)對於股東

1.使他感受到正投資於一家具有世界級生產力的企業。

2.使他感受到正投資於一家世界級的領導企業。

3.定期收到一份優厚且穩定成長的投資報酬。

(三)對於供應商

1.成為一家世界領導企業的一份子。

2.提升改善產品或服務的能力。

3.提升其生產力及獲利力。

(四)對於員工

1.成為一家世界領導企業的一份子。

2.擁有最好的工具及資源，以生產高品質的產品或服務。

3.擁有提升學習技能與領導的機會。

四、六標準差之行動步驟

五個行動步驟（DMAIC）：

1.定義（Define；D）

由顧客的觀點來定義品質關鍵因素之所在。

2.量測（Measure；M)

以顧客的意見為基礎，尋找影響品質的關鍵項目，並確定選定的項目為可量化的。在確定缺點後，收集資料以衡量流程目前的效能，藉此來分析問題或是對問題有更精確的認知。

3.分析（Analyze；A)

使用分析方法如管制圖、實驗設計、柏拉圖等，分析流程資料以找出發生缺點的原因，並評估此原因對於產品造成的影響。

4.改善（Improve；I)

根據分析結果提出改善方法使缺點數能顯著地減少，必要時修正或重新設計流程，以消除流程的失誤，尤其著重於降低其變異性。

5.控制（Control；C)

確定其分析之原因已獲得改善，執行持續的衡量和行動以維持改進成效，可以使用的工具如統計製程管制或簡單的查驗表。

六標準差主要就是運用DMAIC循環（Define、Measure、Analyze、Improve、Control)，找出流程的問題點，分析並改善，最後控制改善後的成果。

五、六標準差與TQM之比較

TQM的核心價值在於追求「全面品質」，因而有助於公司成本的降低，生產力提升，尤其更重視顧客滿意的提昇。六標準差除了重視顧客聲音之外，更要讓六標準差與公司策略相結合，其改造成果要以財務績效來衡量。TQM與六標準差有頗多相似之處，且在理念上，領導上，文化要求上並無相互排斥之處。因而，企業如果繼續成功的推行TQM，且導入六標準差之運作，以補TQM之不足，相信企業在追求顧客滿意的同時，也會有非常突出的獲利與成長。

第二節 品質管理工具

在六標準差品質改善方法中，使用許多傳統的品質管理工具，其中包括品質管理七個工具(舊七大手法)及品質管理七個新工具(新七大手法)。

一、品質管理七個工具

（一）柏拉圖分析圖

柏拉圖分析圖（圖3-1）是一種將數據從左向右成下降順序排列的圖形。就品質改善而言，縱坐標常代表不良率（或不良數），橫坐標代表不良項目。重要的少數項在橫坐標的左邊，不重要的多數項在右邊。

柏拉圖分析圖繪製步驟：

(1)決定數據分類的方法：問題別、不良別、原因別…等。

(2)決定縱坐標使用金額、次數、不良數…等作為特性排列之依據。

(3)蒐集適當數據。

(4)將數據項目依大小順序從左至右排列。

(5)必要時，計算累積百分比。

(6)繪製柏拉圖分析圖，並找出重要的少數項。

柏拉圖之目的：

1.作為決定降低不良的依據。

2.作為分析問題決定改善目標依據。

3.運用柏拉圖從事管理。

4.作為QCC活動成果比較用。

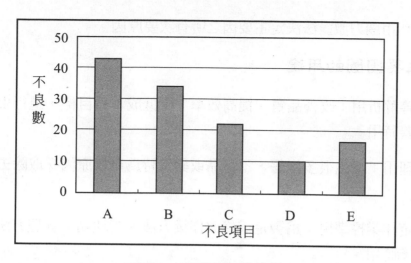

圖3-1. 柏拉圖分析圖

（二）特性要因圖

特性要因圖（圖3-2），亦稱為「石川圖」，其形狀如魚骨頭，故又稱為「魚骨圖」。特性要因圖中，品質特性列示於右邊，而要因排列於左邊。

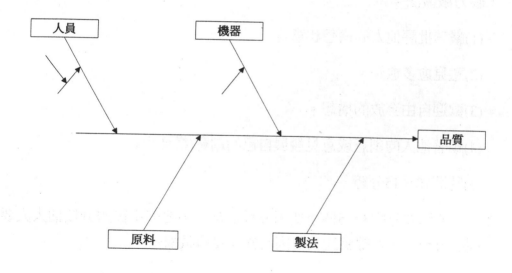

圖3-2. 特性要因圖

特性要因圖繪製步驟：

(1)識別或確認產品「不良」特性。

(2)將此產品「不良」特性擺放在一大張紙的右邊。

(3)將該產品「不良」特性之主要因擺放在圖的左邊。

(4)利用腦力激盪法決定主要因之所有次要原因。

特性要因圖的用途

1.改善解析用：改善品質、提高效率、降低成本爲目標，進行現狀解析改善時用。

2.管理用：發生很多抱怨、不良品或異常時爲尋找原因採取除去措施時用。

3.製定作業標準用：爲製定或修改作業方法、管理點、管理方法等作業標準時用。

4.品質管制導入及教育用：導入品質管制，全員參加討論時用特性要因圖整理問題時用，做爲新人的教育、工作說明時用。

要因的討論

1.腦力激盪法

(1)嚴禁批評他人的構想和意見。

(2)意見愈多愈好。

(3)歡迎自由奔放的構想。

(4)順著他人的創意或意見發展自己的創意(搭便車)。

(5)時間10～15分鐘。

2.每一要因要有約3～5個小要因較爲恰當。中要因用箭頭分枝插入大要因的分枝上，幹線應比大要因的幹線要稍微細些。

（三）圖形

品質改善所使用的圖形可分成：

(1)條形圖（圖3-3）。可分爲直式條形圖及橫式條形圖二種。

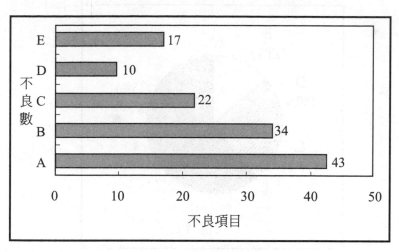

圖3-3.條形圖

(2)折線圖（圖3-4）。將隨時間推移的數據畫在圖形上，點與點以折線連接起來而成。

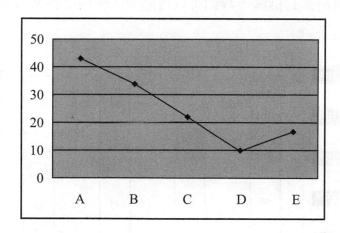

圖3-4. 折線圖

(3)圓形圖（圖3-5）。將整個圓形當作100%，各項目所佔整體的比率以扇形面積表示。

中藥品質管制學

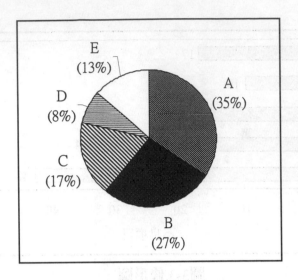

圖3-5. 圓形圖

(4)帶狀圖（圖3-6）。帶狀圖係細長的長方形中加以分割成數個部份，並隨著時間的推移，我們可以透過帶狀圖觀察各部份的變化。

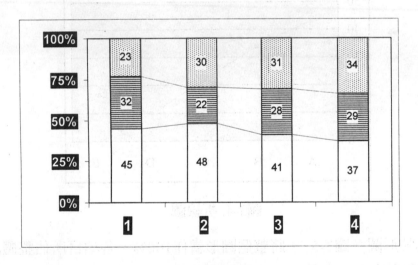

圖3-6. 帶狀圖

(5)Z形圖。指涵蓋每天、每月的數量、累積數量、目標線三者的圖形而言，其目的在對目標值是否達成進行管理。

(6)雷達圖（圖3-7）。從中心點出發，將分類項目之數值，以直線作雷達狀向外延伸，所畫的圖形。

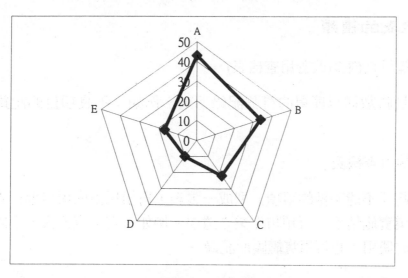

圖3-7. 雷達圖

(7)層別圖。又叫做分層圖，指依問題發生的原因將數據加以分組或分類後而繪成的圖形而言，其目的在釐清原因，以便對症下藥，解決問題。品質數據可按下列各種不同的準則加以層別：(1)原材料別；(2)機器設備別(3)操作人員別(4)工作方法別(5)時間別(6)環境別。

（四）檢核表

檢核表(Check Lists)，係指為使資料蒐集、資料整理容易、資料項目不遺漏，且能合理地進行資料檢核的表格而言。檢核表乃是品質數據最佳的蒐集工具，具有簡便、正確、省時、成本低的多種特性（表3-2）。

表3-2. 不良項目檢核表

不良項目	6月6日	6月7日	6月8日	6月9日	6月10日	6月11日	總計
A	///	/	///	//	//////	//	17
B	//	//	///	/	/	/	10
C	/	//	//	//		//	10
D	/////	////	////	///	//	///	21
總計	11	9	12	8	10	8	58

查檢表的種類

1.記錄用查檢表(改善用查檢表)

就是將數據以簡單的符號記錄下來。例如：不良項目的記錄用查檢表。

2.點檢用查檢表

先將「不能不做的事項」列成一張表，再根據表內項目進行查檢確認作業實施情形，可預防作業之遺漏。例如：安全查檢表。不限表格方式的使用，也可用實體圖形記錄。

記錄用查檢表的作法

1.決定所要搜集的數據及所希望把握的項目。

2.決定如何層別： 將工程中機械、作業員、材料、時間等履歷分別列明予以層別。

3.決定記錄的形式，列表時間將多項的分類項目或出現位置清楚地顯出來。

點檢用查檢表的作法

1.逐條列舉須加查檢項目並空出記號之空欄查檢項目包括「非做不可的工作」「非檢查不可的事實」。

2.查檢表必是確實毫無遺漏可檢查出來的查檢表。

3.充份利用腦力激盪法。

（五）散佈圖

散佈圖(Scatter Diagrams)，係指以二度空間來描繪X、Y兩變數之間關係的圖形，顯示兩品質特性的相關性（圖3-8）。

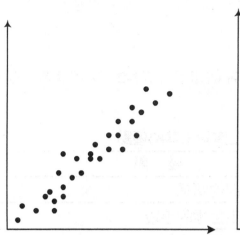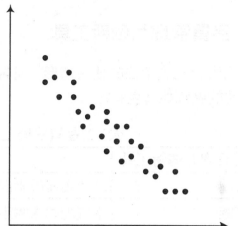

圖3-8. 正相關及負相關散佈圖

（六）直方圖

　　直方圖(Histogram)，係指在數據存在的範圍內，將數據分成若干組，將各各組出現的次數繪成圖形，用以顯示各組數據出現的相對頻率，把次數分佈用圖表現出來，數據分佈的情況將會更加清楚，是表示次數分佈最常用的圖示方法，其橫座標軸用來表示產品品質特性質，左側縱軸則是用以表示次數（圖3-9）。

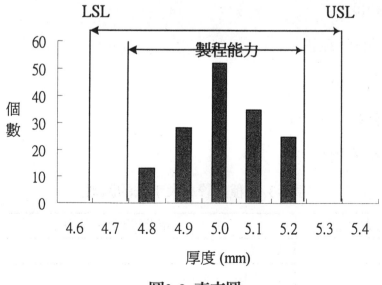

圖3-9. 直方圖

（七）管制圖（參閱第四章）。

二、品質管理七個新工具

品管新七大手法的使用情形，可歸納如下（表3-2）；與「舊」品管七大手法的區別如（表3-3）：

表3-2. 品質管理七個新工具的優點

品質管理七個新工具	優　　點
關聯圖	理清複雜因素間的關係
系統圖	系統地尋求實現目標的手段
親和圖	從雜亂的語言資料中汲取資訊
矩陣圖	多角度考察存在的問題,變數關係
PDPC法	預測設計中可能出現的障礙和結果
箭條圖	合理制定進度計劃
矩陣資料解析法	多變數轉化少變數資料分析

品管新七大手法的特點：

1.整理語言資料。

2.引發思考，有效解決零亂問題。

3.充實計畫。

4.防止遺漏、疏忽。

5.使有關人員瞭解。

6.促使有關人員的協助。

7.確實表達過程。

表3-3. 兩種品管七大手法的區別

品管七大手法	品管新七大手法
理性面	感性面
大量的數據資料	大量的語言資料
問題發生後的改善	問題發生前計劃、構想

（一）關連圖法

關連圖法（Relation Diagrams），係將「原因←→結果」或「目的←→手段」等糾葛在一起的複雜問題，以邏輯方式，或從整體性的觀點，加以把握、分析，使其因果關係得以明確化，然後設法從中尋找出適當解決對策的一種方法（圖3-10）。

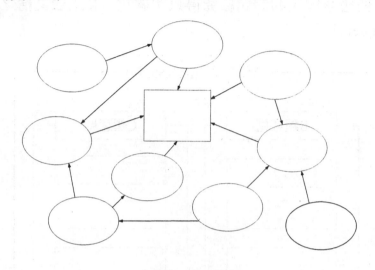

圖3-10. 關連圖

關連圖的製作與運用重點：

(1)蒐集廣泛的情報，以作為關連圖繪製之基礎。

(2)編成關連圖製作小組，以收集思廣益之效。

(3)尋找原因、重要項目。

(4)掌握根本要因。

(5)以「原因←→結果」或「目的←→手段」或「為什麼…」解決問題，以免陷入僵局。

(6)接成因果關係，製成關連圖。

(7)修正關連圖形。

(8)提出改善對策。

(9)關連圖實施後之檢計。

（二）KJ法

　　KJ法，係指日人川喜田二郎(Kamakita Jirou)開發出來的方法。KJ法將混沌狀態中所蒐集到手的資料，經過既周延性又互斥性的分類後作成綜合圖形（圖3-11），使應該解決的問題終究得以明確化。K.J.法又稱之為親合圖（Affinity Diagram）。

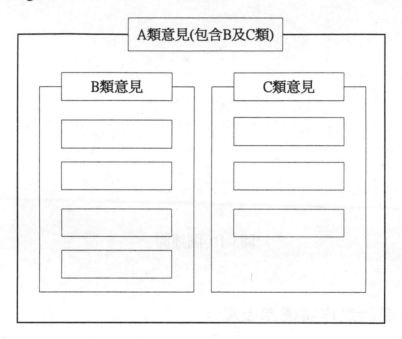

圖3-11. KJ圖（親合圖）

KJ圖製作程序：

(1)決定主題：資料不全、混沌不清的主題往往是KJ法涉及的主題。

(2)蒐集情報：廣泛蒐集情報。

(3)填製卡片：每項情報寫在一張卡片上，每張卡片上的文字最好不超過20個字。文字儘量以5W2H方式簡單表明。

(4)編組卡片：將卡片攤在桌子上，然後將情報相近的卡片排成一堆，編成一小組。接著將情報相近的小組排成一堆而編成一中組。最後將情報相近的中組排成一堆而編成一大組。

(5)繪製KJ圖：將已經編組完成的卡片，整理成令人能夠瞭解的圖形。

(6)將KJ圖寫成報告或以口頭方式表達出來。

（三）系統圖法

系統圖法(System Diagrams)，係以系統圖有系統地解決問題或實現目的之方法。系統圖，係指將所要解決的問題（達成的目的）作為一個系統，然後將此系統逐層分解成子系統（手段），直到可以實施管理或控制的要素為止的圖形而言。系統圖所使用的圖形原則上以樹狀分枝來表示，因此系統圖（圖3-12）亦稱為「樹狀圖」。

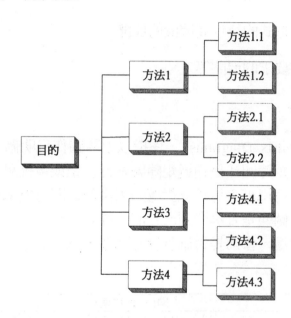

圖3-12. 系統圖

系統圖的製作步驟：

(1)目的或目標之設定。將系統圖應用對象的目的或目標，明確地登載在卡片上。

(2)手段或方法之選擇。要達成目的或目標，必須尋找必要的手段或方法。將必要的手段或方法登載在紙上。

(3)手段或方法之評價。所尋找出來的手段或方法是否有價值或是否妥當，必須進行評價一番。

(4)手段或方法卡片之製作。

(5)手段或方法之系統化。將所尋找出來的「目的－手段」之關係，整理成系統化「目的－手段」之關係。

系統圖在品質管理中主要應用於：

(1)方針、目標的展開。

(2)新產品開發中品質設計的展開。

(3)產品品質保證活動的展開。

(4)作爲另一形式的特性要因圖的展開。

(5)品質改善要求的展開等。

（四） 矩陣圖法

矩陣圖法（Matrix Diagrams），係指以矩陣圖作爲明確化問題點並解決問題的方法而言。矩陣圖法是通過矩陣圖進行二維或多維思考，以明確問題所在的一種手法，可用來表達相互對應的因素群之間有無關係，以及關係的密切程度，但矩陣圖僅是查尋問題所在的一種定性手法，對其中有關係的，即使是密切關係之處、當前是否確實存在問題，則還需進一步調查分析（圖3-13）。

		A 類(不良類型)					
		A1	A2	A3	A4	………	An
B類(技術流程)	B1						
	B2						
	B3						
	B4						
	⋮						
	Bn						

圖3-13. 矩陣圖

矩陣圖法製作步驟：

(1)決定問題的主題。

(2)選擇適當的矩陣圖。

(3)決定行與列的要因及其排列。

(4)記入成對要因交點上有無關連或關連程度的符號。

(5)尋找構想點。尋找解決問題的構想與策略。

（五）矩陣資料解析法

矩陣資料解析法（Matrix Data Analysis），係指以主成份分析法為主體，對矩陣圖中大量數據進行綜合分析的方法而言。

矩陣資料解析法，將矩陣圖中行與列間之關連程度，用數字或記號（如○、×、△或0、1）表示，並使用主成分分析法，分析行列關係中各主成份的比重（向量值），進而計算其主成份之得分，而後用X、Y坐標來表示主成份的得分，使為數甚眾的數據，得以透過圖解而凸顯出來。此處所稱主成份分析法，係指要用到較複雜的數學方法之一種多變量解析法。

矩陣數據分析法在品質管理中的應用範圍：

(1)市場調查、新產品開發中不同用戶對品質要求的分析。

(2)對產品品質的多項指標進行綜合評估。

(3)對能蒐集到大量數據的品質問題作因素分析。

(4)製程分析。

(5)安全分析與評估等。

（六）過程決策計畫圖法

過程決策計畫圖法（Process Decision Program Charts，PDPC），係指事先設定各種結果，而隨著事態的演進，將問題設法導向最有希望的結果。從擬定計畫開始，至最後到達一個或數個最終結果所經歷的過程或步驟，按照時間的推移，用箭線所連結的圖形，稱為過程決策計畫圖（圖3-14）。

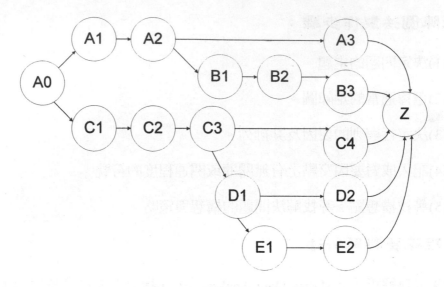

圖3-14. 過程決策計畫圖

　　為達成目標所擬的計畫，往往不可能按照事先所預計的順序順利地發展下去，過程中發生未曾預料的事在所難免，使得原先計劃停擺而無法進行下去。PDPC法可以事先預測各種可能的結果，因而防止原先計畫停擺，進而將原先計畫導引至最有希望的方向或結果。

PDPC法製作步驟：

(1)將相關人員集合起來，開會討論問題之主題。

(2)從集思廣益的討論中，選定要檢討的事項。

(3)進一步考慮檢討的事項會發生什麼結果，將這些結果一一列舉出來。

(4)對所要檢討的事項，按照重要性、所需工時、實施可能性、難易度…等加以評價與分類。將準備著手進行事項、其預計結果，以箭頭連結起來。

(5)對於性質不同之事項，決定其相互關連，而後排定優先順序。

(6)預估事項完成的時間。

(7)製作PDPC圖。

(8)依PDPC圖實施之。

PDPC法在品質管理中應用範圍:

(1)新產品的開發研製計劃及其管理。

(2)產品品質改善計劃及其管理。

(3)方針目標管理。

(4)設備管理與維修計劃。

(5)全面品質管理推行計劃及管理。

(6)安全管理,特別是重大事故及災害的預防。

(七) 箭形圖解法

箭形圖解法(Arrow Diagrams),係指在進行一項計劃時,將必要的各項作業依其從屬關係,用作業網組織起來(圖3-15)。

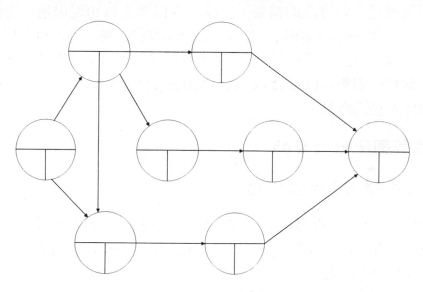

圖3-15. 箭形圖

箭形圖解法製作步驟:

(1)列舉所有必要的作業。

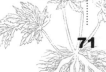

(2)尋找各作業之間的關係。

(3)製作網狀圖。

(4)計算各作業所需時間。

(5)決定要徑路線。

(6)進行日程管理。

三、品管圈

品管圈活動發源於日本，又叫做「自主管理活動」、「無缺點運動」。

（一）品管圈的定義

品管圈係由工作部門中的工作領導者及線上作業者所組成的小團隊，此團隊的成員能自願性地利用正常上班時間之外的時間進行集會討論，以解決部門的品質問題。

品管圈就是針對實際的需要，組織現場作業人員和現場第一線的監督者，以小組活動方式，激發員工品質意識及品質責任感，進而自動自發的去創造工作環境，改善品質。並且有計畫地依照品管圈實施要領實行，使計畫—實施—檢核—對策（Plan-Do-Check-Action）的循環永不停頓，不斷地解決現場操作所遇到的題。

（二）品管圈活動之目的

1.品管圈活動是教育性的活動

以教育的方式不斷讓現場工作人員吸收新知，透過開會以自我、相互啟發的方式在日常工作中習得新知的活動，使現場人員的水準能隨著科技的進步而提高。

2.品管圈活動是自主性的活動

不用命令的方式，而是將這些意念用教育、激勵、領導的方法，使現場人員的觀念改變，使現場的每個人都能自動自發去參與工作，自主性的去活動。

3.在工作現場找出其重要問題點，並訂出活動目標，針對這個問題點及

目標，讓大家產生要克服的意念，而對此目標進行挑戰的活動。

4.品管圈活動是科學性的活動

利用品管統計方法的科學方法去分析原因，是一項科學的、理性的活動。

5.品管圈活動是全員參與的活動

利用小組的活動，以開會的模式大家一齊動腦筋交換意見，使觀念經常的溝通，工作現場的氣氛與工作人員的感情，日益融洽的全員參與的活動。

6.品管圈活動是團隊的活動

主要強調的是大家一齊來提案，相互協助，由大家的努力與合作來產生好的成效，且由大家共同享受成果。

7.品管圈活動是永續性的活動

由同一工作現場的工作人員組成小組的永續性活動，只要是現場存在，品管圈活動就一定要長期持續要有耐心，一個問題解決，再解決一個問題。

（三）品管圈活動之類型與步驟

1.問題解決型

「現況水準與期待之間有望差（Gap）時，其望差用既有的作法為前提去解決的活動」。換言之，在既有之物的作法或工作的作法之下，發生的問題（應有的狀況或目標與現況的差異），以其作法為前提，究明其作法之中有何原因，然後透過一部分作法的改變獲得改善之意。

2.課題達成型

「為達成期待的目的、需創造出新的作法的活動」，換言之，欲達成所期，必需透過方策或手段的追究，創造出新的工作作法或物的作法等才能達成之意。

3.對策實施型

在於「現狀把握」之後，直接由所獲得之已知事實（現象），探討「對策瞄準點」，亦即對策之方向與重點，不進行「要因解析」與「要因驗證」，以節省時間。

(四)品管圈活動之成效

1.建立強而有力的現場

2.改善人群關係

3.管理安定：確立作業條件後依標準執行，達成安定管理的目的。

4.現場高昂的士氣：透過現場人群關係的改變，而提高工作士氣。

5.改善現場

6.自動自發的活動

7.集合現場的智慧

8.擴大視野：經由發表會、交流會的方式，發揮相互啟發的作用，拓展視野。

9.品質保證：具有改善的意識，因而提升產品或服務的品質。

10.所得增加：品管圈活動可提高現場水準、改善品質，企業全體的利益隨之增加，現場作業人員的所得也就隨之增加。

四、5S

5S源自於日本豐田汽車，早期被視為是IE改善的工具，目前發展成為日本推動TPM〔Total Production Maintance或Total Prevention Maintance〕的基礎工具。

5S原係日語--整理、整頓、清潔、清掃、身美之發音，英譯音開頭字母恰為5個S遂成為5S。具體內容如（表3-4）：

「5S」之定義：

整理：把要用和不用的東西區分出來。

整頓：把物品放置的位置定出。

清掃：清掃擦拭至乾淨為止。

清潔：時時保持在美觀的狀態。

身美（教養）：大家都遵守規律規則。

表3-4. 5S的具體內容

5S	定義	內　　容
SEIRI	整理	係將工作場所中所有目視可及的東西，進行區分。區分為有用的與 沒有用的，並將歸類為沒有用的東西拋棄或報廢
SEITON	整頓	延續整理，再將整理出來歸類為有用的東西，按照IE原則，將常用的東西置於垂手可得之固定位置，並隨時保持在堪用狀態
SEISO	清掃	經常性、定期性的對有用的東西，進行擦拭、清潔使它乾淨
SEIKETSU	清潔	對前三項整理、整頓、清掃三種狀態的維持，持之以恆而非三分鐘熱度
SEITSUKE	身美	使工作人員養成遵守規定、有錯即改的習慣

5S的八大功能：

1.零浪費：降低成本提高效率。

2.零傷害：提高安全。

3.零故障：提高維護。

4.零不良：提高品質。

5.零換模：多品種化。

6.交貨期零延遲：嚴守交貨期。

7.零抱怨：提高信用。

8.零赤字：企業發展。

5S成功的八大重點：

1.全員參與。

2.全員皆為工作的一環,推行5S活動。

3.總經理是最高負責人。

4.貫徹宗旨。

5.實施需要耐性。

6.總經理親自巡迴工廠。

7.一次貫徹5S。

8.5S是改善的橋樑。

實施5S的目的：

1.從原點再出發，養成良好的習慣，變成一個有教養的工廠與作業人員。

2.自主管理，對自己工作場所和工廠，付出愛心。

3.保持清潔乾淨的愉快的現場，提高品質、效率和員工向心力。

4.從5S展開現場改善，達到經營革新的目標。

5.造成一流的工作環境，徹底消除消除死角，提高經營績效。

實施5S的利益：

1.造成光明清潔的工作現場。

2.徹底清除死角。

3.提高效率。

4.減少故障。

5.提升公司形象。

6.確保安全。

7.增進員工歸屬感。

8.提升品質。

9.消除浪費，降低成本。

10.變成有教養的員工。

5S的重要性：

1.5S是成為高水準工廠（浪費減少到最少的工廠）的重要手段及開始。

2.能夠完全的實現目標，例如

◎零災害的發生。

◎品質「零」不良及不良「零」，客戶無抱怨。

◎作程在十分鐘內完成。

◎可以推展多機台、多工程作業目標。

◎節省資源、節省能源的目標。

3.可以發現很多浪費的溫床。

4.雖然實施5S相當的費時間，但卻是防止更大浪費和損失的預防處置。

5.徹底清潔的作業環境帶來了

a.高的工作氣氛、減少疲勞、效率增加。

b.顧客的信賴。

c.求職的信賴。

第三節　統計製程管制

統計製程管制(statistical process control；SPC)，係指利用統計抽樣所得到的樣本數據，對製程狀態進行監控，並在製程中產品品質變異處於非管制狀態時，設法進一步採取調整製程的行動，以矯正製程中影響產品品質之非機遇變異，其最終目的在使製程中產品品質變異在管制狀態下。

統計製程管制所使用的工具便是管制圖。管制圖是一種品質的圖解記錄；在管制圖上有三條直線（一條中心線與兩條管制界限），此三條直線是根據常態分配三個標準差而來的。中心線是品質標準值；兩條管制界限規定了產品品質特性變動所容許的範圍。

統計製程管制通常有下列八項實施步驟：

1. 選取產品品質特性：產品品質特性是產品品質符合消費者對產品要求的指標。每一種產品要求就衍生一種產品品質特性，然而，一張管制圖只能管制一項品質特性。

2. 設定製程：製程，應從供應廠商開始，一直到產品送往顧客為主。整個製程由製程工程師設定，亦可找相關人員，以集思廣義的方式，運用腦力激盪法來設定製程。

3. 選取品質特性之測量能力：選擇品質特性之測量能力卻是統計製程管制中極為重要的實施步驟之一。考慮下列兩項主題：(1)探討量測儀器本身的變異；(2)確定標準量測程序。

4. 繪製管制圖：管制圖要在製造現場使用，根據抽樣而得到的數據，進行管制圖繪製的工作。

5. 製程能力分析：製程能力分析(Process Capability Analysis)，係指由管制圖得到製程標準差，再將六倍標準差與產品品質規格相互比較，其目的在審視標準化的製程能力是否能生產合乎品質規格的產品。

6. 製程問題發掘與改善：假若製程品質不在管制狀態下，則製程顯然出了問題。勢必要積極尋找品質變之非機遇原因，並進行品質改善活動。

7. 採取矯正行動：一旦尋獲品質變異之非機遇原因之後，應即刻著手採取品質矯正行動，袪除品質變異之非機遇原因。

8. 製程作業標準化：在製程作業標準化時，應將製程品質改善的內容製作成規定、條文、圖示、標準，透過組織機構負責標準化的部門，正式發佈、明令通行，以作為爾後製程作業之準繩與根據。

第四章
管制圖

【摘　要】

第四章 管制圖

第一節 管制圖概論

一、管制圖之概念

宇宙間事物的現象及人類的行為皆有變異存在；換言之，沒有任何兩件物品或現象是完全相同的。但是若透過觀察或研究一系列或一整組的事物或現象，就有可能找出其中的規律性，並針對其未來之軌跡來作預測。

一般而言，製程中發生的狀況可以區分成以下二種：

（一）當製程的平均值等於目標值：

此時製程的變異是由「機遇原因」所產生的變異，而這種製程稱之為穩定且在管制狀態下的製程，在此製程下生產，才能生產出符合規格的良品。

（二）當製程的平均值偏離目標值或製程的變異增大：

此時製程受到異常「非隨機原因」的影響，導致製程處於非管制狀態，此時就可以利用統計製程管制的方法，利用由管制圖中所產生樣本點落於管制界線外，或是樣本點呈現出「非隨機分佈」之現象，來即時地偵測出異常原因的出現，並採取立即行動，去除異常原因。

「機遇原因」與「非機遇原因」定義分別如下：

1. 機遇原因又稱共同原因，其意義係指在過程中會影響全部機器、全部操作員及全部單位（部門）或人員之因素，是屬於整體性的原因，要消除此種變異相當困難。

2. 非機遇原因為特殊原因，此為局部性原因，即一台機器、一位作員或部分原料所造成之錯誤，其原因大多數為人為因素所造成，是可以避免的。

二、製程能力分析

製程能力指的是在一切為正常變動的機遇原因下，製程所展現的能力，

或者可稱之為製程的均一件。由於在生產過程當中，製程常常會受到許多因素的影響而有所變異；因此，在生產過程中進行製程能力的研究，也就是為了要逐步減少製程中的變異，或是調整製程，使製程能夠符合要求。

依據常態分配的理論，在平均數上下三倍標準差的範圍內所包含之產品，比率達到99.73%。

三、使用管制圖的理由

六標準差品質改善方法的控制（Control）階段中，最常使用的工具即為管制圖，管制圖除可區分品質之「機遇原因」與「非機遇原因」外，也可用於製程診斷及提供製程能力分析。管制圖之所以在業界被廣泛地使用，其主要的理由：

1.管制圖在改善生產力方面是一個已經被證實的工具

管制圖可以降低殘料量以及重製的情形發生，而這正是生產力的主要致命傷。

2.管制圖可以有效地預防缺失

管制圖將製程保持在穩定的控制狀態下。

3.管制圖可以防止不必要的製程調整

管制圖可以區別背景干擾以及不正常的變異。

4.管制圖可以提供診斷的訊息。

管制圖上的點通常含有斷價值的資訊，而這些資訊能夠提供管理者作為改善製程管制的依據。

5.管制圖可以提供有關製程能力的資訊。

管制圖可提供重要製程參數，並可加以利用而對製程能力作出適當的分析。

四、實施管制圖的步驟

實施管制圖的步驟如下：

1.了解管制圖之目的

2.選定管制的重要品質特性

所欲管制的品質特性也就是所謂的製程參數，如尺寸、硬度等，在選擇時應考慮其重要性、客戶需求以及公司所製定的政策等因素。

3.選取樣組的原則

如何合理的決定樣本組的形成，將對管制圖成效有極重要的影響。

(1)樣本大小

一般而言最常用的是5個。

(2)抽樣方法

抽樣方法分成兩種

(a)瞬間抽樣：在生產的某時點，連續抽取合理的樣本數，此方法可達到觀測資料的組內變異小。

(b)等時抽樣：在生產中，以等距的時間點抽取所需的樣本數。

(3)抽樣頻率

抽樣次數越多，則偵測出變異的能力會越佳，不過相對的成本支出也會跟著提高。

(4)樣本組數

樣本組數太少，比較不能反映出管制圖應有的管制能力，但若太多，則可能因為建置管制圖的時間過長而造成錯誤。一般建議樣本組數應在25組以上。

4.決定試用管制界限

管制界限與中心線的距離為3倍標準差，所以建立的管制上、下限界限如下：

(1)管制上限（Upper Control Line；UCL）＝中心線（CL）＋3倍標準差。

(2)中心線（Central Line；CL）。

(3)管制下限（Lower Control Line；LCL）＝中心線（CL）－3倍標準差。

5.最後正式的管制圖

試用管制圖中一旦有異常值發生，也就是有觀測值落於管制界限外，表示製程已有非機遇的因素發生，生產出的品質會較不穩定，所以必須將異常值剔除，然後再重新修正管制圖，直到沒有異常值出現，此管制圖（圖4-1）才能正式適用。

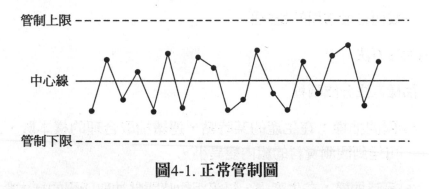

圖4-1. 正常管制圖

五、管制圖的判斷

（一）正常管制圖

1.管制圖上的樣本點應集中在中心線附近，且向管制界限兩側隨機散佈，同時樣本點出現在管制界限附近的機率很小。

2.製程是否達到穩定狀態，可依下列三點判斷：

(1)連續25個樣本點，全部都在管制界限內。

(2)連續35個樣本點，在管制界限外的不超過1點。

(3)連續100個樣本點，在管制界限外的不超過2點。

（二）不正常管制圖

1.樣本點超出管制界限者，通常屬於不正常管制圖。

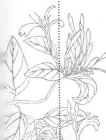

2.連續7個樣本點，在管制上限與中心線之間，或在管制下限與中心線之間。

3.過多樣本點出現在管制圖的同一側。

(1)連續11個樣本點中，至少有10個樣本點出現在中心線的任何一側。

(2)連續14個樣本點中，至少有12個樣本點出現在中心線的任何一側。

(3)連續17個樣本點中，至少有14個樣本點出現在中心線的任何一側。

(4)連續20個樣本點中，至少有16個樣本點出現在中心線的任何一側。

4.樣本點出現週期變動的現象。

5.連續7個樣本點有逐漸上升或逐漸下降的現象。

6.所有的樣本點集中於中心線附近±1.5個標準差以內。

7.樣本點時常接近管制界限，且有以下情形之一者。

(1)連續3個樣本點，至少有2個樣本點接近管制界限。

(2)連續7個樣本點，至少有3個樣本點接近管制界限。

(3)連續10個樣本點，至少有4個樣本點接近管制界限。

六、管制圖上異常原因分析

（一）管理不善

1.人員教育、訓練不足。

2.不良材料混入製程中

3.未落實保養工作。

4.測試儀器未加校正與維護。

5.未推行標準化活動。

6.原始設計有錯誤。

（二）技術不足

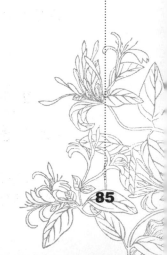

1. 缺乏技術人才。

2. 測定之儀器使用不當。

3.機械設備精度不足。

4.機器設計上的問題。

5.工作環境佈置不當。

6.製程能力不足。

（三）其他因素

1.工作人員疏忽。

2.非隨機抽樣。

3.機械自然磨損。

4.未按操作標準作業。

5.計算錯誤。

6.操作條件突然變化。

7.異常材料突然侵入。

七、管制圖的種類

（一）計量值管制圖

長度、重量、時間、硬度等品質呈現連續性的變化時，測定此類品質而得來的數據就稱爲計量值。計量值管制圖主要可分爲下列幾種型式：

1. 平均數－全距管制圖（$\overline{X} - R$ chart）

2. 平均數－標準差管制圖（$\overline{X} - S$ chart）

（二）計數值管制圖

計算不良個數、缺點數等所得的數據，此種呈間斷性變化所收集的數據就稱爲計數值。計數值管制圖主要可分爲下列幾種型式：

1.不率管制（p chart）

2.不良數管制圖（np chart）

八、計量值與計數值管制圖之優缺點（表4-1）

表4-1.計量值與計數值管制圖之優缺點比較

優點	缺點
1.用於製程管制，時間上甚靈敏，容易調查事故發生之原因。 2.能及時並正確找出不良的原因，可使品質穩定，為最優良之管制工具。	1.在製造過程中，需要經常抽樣並予以測定及計算，且需點上管制圖，較為麻煩而且費時。
1.在生產完成後，才加以抽樣，並將其區分為良品與不良品，因此實際所需之資料，能以簡單的檢查方法得之。 2.對於工廠整個品質情況瞭解非常方便。	1.調查事故發生根原因比較費時。有時會有已製造許多不良品。 2.只靠此種管制圖，有時無法尋求不良之眞正原因。

第二節 計量值管制圖

計量值管制圖（Control Charts for Variables）是指使用計量值品質特性所繪製而成的管制圖。較常用的計量值管制圖有下列數種：

1.平均數－全距管制圖（ $\overline{X} - R$ chart）

2.平均數－標準差管制圖（ $\overline{X} - S$ chart）

一、計量值管制圖的目的

1.提供品質改善所需的資訊。

2.提供決定製程能力所需的資訊。

3.提供決定產品規格所需的資訊。

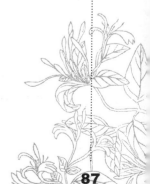

4.提供製程決策所需的資訊。

5.提供生產決策所需的資訊。

二、平均數與全距管制圖

平均數－全距管制圖示最實用的管制圖之一，平均數管制圖在管制品質平均數的變化，全距管制圖在管制品質變異最高及最低相差的程度。除了分析品質平均數的變化（集中趨勢）外，尚要分析品質變異的程度（離中趨勢），才能了解製程中實際的製品品質。

管制圖所選取的樣本要有代表性，才能根據樣本數據推測生產製程是否在管制狀態下或是否穩定。爲了經濟及易於計算，通常以4或5爲樣本大小，20或25個樣組爲適當。

（一）建立解析用管制圖

1.選定品質特性：以對產品品質有重大影響的品質特性爲管制項目。

2.選擇樣本大小及樣組：樣本大小爲4或5，樣組爲20或25組爲原則。

3.蒐集數據：在製程上收集20或25組數據，依時間推移的順序排列。

4.計算每樣組的平均數與全距，並計算各平均數之平均數及各全距之平均數。

5.計算中心線及管制界線。

6.繪製管制界限，將平均數與全距各點分別繪入平均數管制圖與全距管制圖，並將平均數管制圖與全距管制圖內各點以直線連接。

7.檢討與分析管制界限。

（二）建立製程管制用管制圖

製程解析用管制圖如果符合製程管制之用時，這個管制圖則可當作製程管制用管制圖，作爲製程管制之用，其步驟如下：

1.紀錄管制圖相關事項：將製品名稱、管制項目、測定時間、測定單位、機器編號、作業員姓名、數據等資料，填入管制圖。

2. 將製程解析用管制圖的中心線、管制界限延長，作爲製程管制用管制圖。

3. 將新的樣組數據按照時間的順序，繪入管制圖內，並將管制圖內各點以直線連接。

4. 判定製程。

平均數管制圖與全距管制圖之計算公式如下：

$UCL_{\overline{X}}$：平均數管制圖的管制上限

$CL_{\overline{X}}$：平均數管制圖的中心線

$LCL_{\overline{X}}$：平均數管制圖的管制下限

UCL_R：全距管制圖的管制上限

CL_R：全距管制圖的中心線

LCL_R：全距管制圖的管制下限

$$CL_{\overline{X}} = \overline{\overline{X}} = \frac{\overline{X_1} + \overline{X_2} + \cdots + \overline{X_K}}{K} = \frac{\sum \overline{X}}{K}$$

$$UCL_{\overline{X}} = \overline{\overline{X}} + 3\sigma_{\overline{x}} = \overline{\overline{X}} + A_2\overline{R}$$

$$LCL_{\overline{X}} = \overline{\overline{X}} - 3\sigma_{\overline{x}} = \overline{\overline{X}} - A_2\overline{R}$$

$$CL_R = \overline{R} = \frac{R_1 + R_2 + \cdots + R_K}{K} = \frac{\sum R}{K}$$

$$UCL_R = \overline{R} + 3\sigma_R = D_4\overline{R}$$

$$LCL_R = \overline{R} - 3\sigma_R = D_3\overline{R}$$

其中 A_2、D_4、D_3 之數值隨樣本大小而異（參閱附錄8）。

三、 平均數與標準差管制圖

平均數與標準差管制圖是以平均數管制圖來管制產品品質特性的平均值，以標準差管制圖來管制產品品質特性的變異。相對於平均數－全距管制圖，每組樣本大小（n）大於10或10以上時，使用平均數－標準差管制圖。

反之，每組樣本大小（n）等於10或小於10時，使用平均數－全距管制圖。

　　平均數－標準差管制圖之取樣方法、建立解析用管制圖、建立製程管制用管制圖及平均數管制圖與標準差管制圖之精神，皆與平均數－全距管制圖相同。

　　平均數－標準差管制圖中心線與管制界限之計算公式如下：

　　　　UCL_S：標準差管制圖的管制上限

　　　　CL_S　：標準差管制圖的中心線

　　　　LCL_S：標準差管制圖的管制下限

$$CL_{\overline{X}} = \overline{\overline{X}}$$

$$UCL_{\overline{X}} = \overline{\overline{X}} + A_3\overline{S}$$

$$LCL_{\overline{X}} = \overline{\overline{X}} + A_3\overline{S}$$

$$CL_S = \overline{S}$$
$$UCL_S = B_4\overline{S}$$
$$LCL_S = B_3\overline{S}$$

第三節　計數值管制圖

　　計數值（Attributes）是指間斷數據的品質特性。計數值管制圖（Control Charts for Attributes）是指使用計數值品質特性所繪製的管制圖。較常用的計數值管制圖有下列數種：

　　1.不良率管制圖（p chart）

　　2.不良數管制圖（np chart）

一、計數值的分類

計數值可分為下列兩種類型：

1.不可測量：感官檢驗的項目通常不可測量，如缺損、顏色等。

2.可測量：因時間或成本因素不加以測量，通常使用通過或不通過來決

定是否符合規定。

計數值不符合規格時，使用「不良」或「缺點」二詞，不良（Non-conformity）指產品或服務品質特性偏離其期望狀態或水準，使得產品或服務未能符合規格之要求。缺點（Defect）指產品品質特性在使用性有缺失，而不是是否符合規格。

二、不良率管制圖

不良率管制圖在品質管理中用來報告管制或改善製程的不良率。不良率是指樣本或樣組中，不良數對樣本數的比率。

不良率的計算式如下：

$$p = \frac{np}{n}$$

p：樣本中的不良率

n：樣本數

np：樣本中的不良數

不良率管制圖繪製步驟

1. 選定品質特性：以對產品品質有重大影響的品質特性為管制項目，可為單一品質特性、一組品質特性、單一零件、整個產品；或品質績效的管制，如機器、生產線、作業員、工廠。

2. 選擇樣本大小及樣組：不良率管制圖每樣組的樣本大小比平均數－全距管制圖大得多，通常樣本大小（n），應使得每樣組的樣本中包含1至5個不良品，樣本組數以20或25組為原則。n 的計算式如下：

$$n = \frac{1}{p} \sim \frac{5}{p}$$

p：製程不良率，可由 $\overline{p}$ 來估計

n：樣本大小

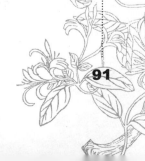

3. 蒐集數據：在製程上收集20或25組數據，依時間推移的順序排列。

4. 計算解析用中心線及解析用管制界限。計算式如下：

$$CL_p = \overline{p} = \frac{\sum np}{\sum n}$$

p：樣本不良率的平均值

n：樣本數

np：樣本中的不良數

$$UCL_p = \overline{p} + 3\sqrt{\frac{\overline{p}(1-\overline{p})}{n}}$$

$$LCL_p = \overline{p} - 3\sqrt{\frac{\overline{p}(1-\overline{p})}{n}}$$

5. 建立管制用的不良率管制圖。

6. 執行製程管制。

三、不良數管制圖

不良數管制圖（np Control Chart；d Chart）之功能幾乎與不良率管制圖相同。不良數管制圖的繪製步驟或方法也與不良率管制圖相同。計算式如下：

$$CL_{np} = n\overline{p}$$

$$UCL_{np} = n\overline{p} + 3\sqrt{n\overline{p}(1-\overline{p})}$$

$$LCL_{np} = n\overline{p} - 3\sqrt{n\overline{p}(1-\overline{p})}$$

不良數管制圖的繪製步驟或方法與不良率管制圖相同

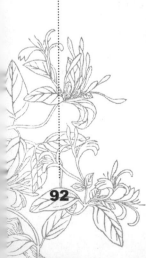

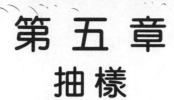

第 五 章
抽 樣

【摘　　要】

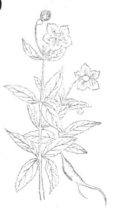

第五章 抽樣

第一節 抽樣檢驗的概念

自從1920年左右，產品的生產以批量的型態出現，每批產品的數量日漸龐大，使得產品想要進行百分之百的全檢，出現了困難。加上了對於環境適應性測試需求的出現，使得此類破壞性檢驗不能以全檢方式完成，因此應運而生的自然是抽樣檢驗。

一、抽樣檢驗的定義

抽樣檢驗，係指從送驗批（群體）隨機抽取預先規定的樣本大小，對樣本大小中的每一樣本個體，進行測試或檢定，並將測試或檢定的結果與原定的檢驗標準相比較，從而判定該送驗批（群體）是否為符合原定的檢驗標準而言。抽樣檢驗適用於下列五種情況之一：

1. 破壞性的檢驗。如果不採取抽樣檢驗而採取全數檢驗，則所有產品經檢驗後，必定全部成為不良品。

2. 全數檢驗成本高昂。一件不良品之損失極為輕微時，寧可採取抽樣檢驗。

3. 送驗批（群體）之物品數量龐大。如果採取全數檢驗，可能耗費時日而影響交貨。

4. 送驗批（群體）之物品體積龐大。

5. 送驗批（群體）中允許有少數不良時。以採取抽樣檢驗較佳。

二、抽樣檢驗的優缺點

（一）抽樣檢驗的優點：

1. 抽樣檢驗之檢驗次數較小，所需人力較少，檢驗費用較為經濟。

2. 抽樣檢驗大量降低送驗批之搬運。

3. 抽樣檢驗可大量減輕檢驗人員身心疲勞，可降低檢驗誤差。

4.抽樣檢驗可將整個送驗批拒收。

5.抽樣檢驗可應用於破壞性檢驗。

（二）抽樣檢驗的缺點：

1.具有將良品拒收的風險。

2.具有將不良品允收的風險。

3.抽樣計劃需要較多的時間與精力從事規劃。

4.抽樣檢驗無法針對產品或該產品的製程，提供很多相關的資訊。

三、抽樣檢驗的方法

選作檢驗對象的樣本應能代表送驗批。抽樣計劃的前提是隨機性，即所稱隨機抽樣。即送驗批中的每一個體，都有同樣被選取的機率。

應先將送驗批中的每一個體加以編號，在編號完成後，我們可用下列三種方法進行隨機抽樣：

1.隨機數字骰子法。

2.隨機籌碼法。

3.隨機號碼法。

四、抽樣計畫重要觀念

1.抽樣計畫是用來判定整批產品是否可接受，而非估計此批產品之品質，因此也無法提供任何形式之品質管制與改善。

2.針對不同批次之相同水準產品，抽樣計畫有可能拒絕某些批，而接受其它批，甚至被拒絕之產品可能比被接受之產品具有更佳之品質水準。

3.抽樣計畫雖然並非絕對可靠，但是由於近代統計學之發展已使抽樣檢驗之理論更趨完備，與實用能更密切結合，因此已經成為現代品質管制中不可或缺的工具。

4.抽樣檢驗適用範圍包括零件及原料、在製品、最終製品、製程中之材料、儲存中之補給品等。

五、批（Lot）之構成

1.同一批內產品之品質應盡量均勻，也就是產品最好是來自於同一機台、同一作業員、同一批原料所生產的，如果把不同來源的產品混合，較易使抽樣計畫無法發揮應有之功效。

2.由於樣本量的增加並非與批量的增加成正比，因此批量應盡可能地大，以減低檢驗成本。

3.批之構成需與買賣雙方之物料搬運系統配合，降低搬運過程中之損失，同時要具有抽樣之便利性；同時各批應盡可能分開包裝，以便利樣本之抽樣檢驗。

第二節 隨機抽樣

隨機抽樣係指群體（N）中抽取樣本（n），假若組成該群體的每一個個體被抽出來的機率均相等，則此抽樣方法可稱為隨機抽樣。

其計算公式可列示如下：

N＝群體大小

n＝樣本大小

一、隨機抽樣技術

隨機抽樣技術通常有下列三種方法：

1.隨機數字骰子法。

2.隨機籌碼法。

3.隨機號碼法。

(一)隨機數字骰子法

在骰子上刻上0、1、2、3、4、5、6、7、8、9十個數字兩組，則變成正

二十面體的骰子，此即爲隨機數字骰子。只要是標準、公正的隨機數字骰子，則0、1、2、3、4、5、6、7、8、9任何數字出現的機率都是1/10。

1.將送驗批的產品從000開始，每個產品編一個號碼，循序編號至999號爲止。

2.利用隨機數字骰子，進行隨機抽樣。隨機數字骰子依送驗批產品編號的位數而定。

(二)隨機籌碼法

隨機籌碼法指以標準、公正的籌碼，進行隨機抽樣：

1.將送驗批的產品從000開始，每個產品編一個號碼，循序編號至999號爲止。

2.利用隨機籌碼，進行隨機抽樣。隨機籌碼是由標準公正的籌碼30個裝爲一袋，籌碼上刻以0、1、2、…9共3組。隨機籌碼袋的數目依送驗批產品編號的位數而定。

3.將三個籌碼袋隨機各抽取一位籌碼，出現不同數字後，再放回籌碼袋，再進行下一次的隨機抽取。

(三)隨機號碼法

利用隨機號碼表（參閱附錄4），進行隨機抽樣：

1.將送驗批的產品從000開始，每個產品編一個號碼，循序編號至999號爲止。

2.在隨機號碼表中任意指定一點。

二、抽樣計劃

(一) 單次抽樣計劃

指從送驗批中隨機抽取一次樣本加以檢驗，假若此樣本所包含的不良數小於等於允收數，則此送驗批被判定爲允收；假若此樣本所包含的不良數大於允收數，則此送驗被判定爲拒收。

（二）雙次抽樣計劃

指從送驗批中隨機抽取一次樣本加以檢驗，該送驗批可能被判定為允收、拒收與保留三種情況。假若被判定為保留，則應進行第二次抽樣，復經檢驗結果再判定該送驗批允收或拒收。

第三節 允收品質水準與拒收品質水準

一、允收品質水準

允收品質水準（Acceptable Quality Level；AQL），係指某一不良率，在此不良率下，買方認為產品滿意的品質水準。假若生產者的產品之平均品質符合此種此水準，即被判定合格而允收。AQL可作為產品被判定為合格而允收之最高不良率，小於此最高不良率的產品品質，被判定為不合格而拒收之機率很小，這個機率通常設定為5%，所以，AQL之允收機率則為95%。

生產者冒險率（Producers' Risk；PR），係指生產者的產品品質水準雖然達到允收水準，原應判定為合格而允收，但是因為抽樣的關係，誤判定為不合格而拒收，而造成生產者的損失；生產者冒險率以（代表其機率大小，通常設定為5%。

二、拒收品質水準

拒收品質水準（Lot tolerance Percent Defective；LTPD），係指一種不良率，在此不良率下，買方認為產品品質惡劣，不應判定為合格之最低不良率。高於此不良率的產品，必定被判定為不合格而拒收。品質達到拒收品質水準的產品，被允收的機率甚低，通常為10%，而拒收的機率通常為90%。

消費者冒險率（Consumers' Risk；CR），係指送驗批中含有很多的不良品，已達到拒收品質水準而應判定為拒收，但是因為抽樣的關係，誤判定為合格而允收，而造成消費者的損失；消費者冒險率以代表其機率大小，通常設定為10%。

第四節 操作特性曲線

操作特性曲線（Operating Characteristic Curve），簡稱OC曲線，指在不同的不良率下，送驗批被允收的機率。在抽樣計畫下，送驗批雖含有部分不

良品，仍有被判定合格而允收的機會，這種機會可由操作特性曲線上求出。

（圖5-1）為典型的操作特性曲線圖，縱座標為允收機率，橫座標為不良率。

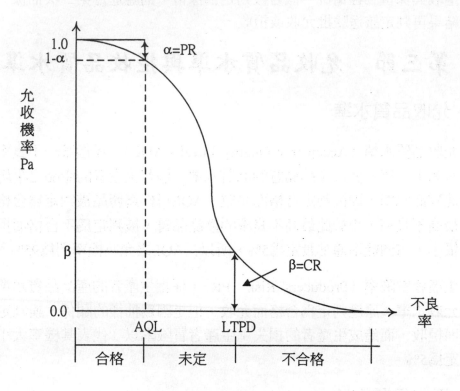

圖5-1.典型的操作特性曲線圖

第 六 章
顧客滿意

【摘　　要】

第六章 顧客滿意

顧客在新時代中，也可以是製造或研發的一部分，企業要顧客參與價值的交換，成為企業的夥伴。也就是雙方互動非常重要，現今許多企業都開始積極投資互動關係。

第一節　顧客滿意的重要性

任何企業的經營，都應包含下列四項主要目標：

1.滿足顧客。

2.相較於競爭者有較高的顧客滿意度。

3.在長遠經營上留住顧客。

4.獲得市場佔有率。

為達成上述目標，一個企業必須對顧客提供持續改善的價值。顧客在選購產品或服務時，不再單純的以價格為衡量基礎。他們會比較一個企業與其競爭對手所能提供的整個產品與服務。

當產品與服務符合或超越顧客預期時，顧客滿意就會自然發生，顧客滿意確實可轉換成企業的直接獲利。忠實的顧客相較於新客戶，花費更多、也較容易經營。許多消費行為的研究顯示，吸引新客戶的花費大約是留住老顧客花費的五倍以上，感到滿足的顧客買得多也願意花費較高的價格。差勁的產品與服務品質將導致抱怨、退貨，以及散播惡評等形式的不滿表現，並驅使消費者轉向企業的競爭對手。消費者轉向的影響因素中，對服務不滿的影響五倍於對價格或品質不滿的影響：對產品與服務的消費者轉述行為研究結果，不滿意轉述的人數兩倍於滿意的轉述。

第二節　了解顧客需求

企業須專注於讓顧客滿意的關鍵驅動因素，以使企業經營成功。對服務而言，研究發現有五項服務品質的關鍵向度，能有效獲得顧客的認同：

1.可靠度：即對顧客提供可靠、精確承諾的能力，包括服務代表按照約

定時間做出反應，遵照顧客的指示，提供無誤的文件資料，及一開始即進行正確的維修動作等。

2.保證：員工的知識、禮節，及其轉換成信任與保證的能力。例如回答問題的能力，執行必要工作的能力，及處理顧客問題時的禮貌及誠懇和藹等。

3.實體外觀：裝備設施實體及人員外觀等。包括有吸引人的便利設施，設計良好、易於閱讀及了解的表格等。

4.情感融入：即對顧客提供的個人關切程度，如依照顧客方便的日期安排交貨，以通俗語言解釋專用技術名詞。

5.反應性：即願意協助顧客並主動提供服務的意願，如快速解決問題，主動為其退貨退款，快速更換有缺陷的產品等。

顧客需求與滿意程度的關係可區分為三種因素類型：

1.不滿因素：即顧客預期產品與服務的需求，如不能達成此需求，則將造成顧客的不滿。

2.滿意因素：即顧客表明的需求，這些可能並非一般預期的需求，但符合顧客的要求會使顧客感到滿意。

3.取悅因素：即顧客並未預期的產品創新特性，會使顧客有高服務品質的認知。

符合顧客要求（即提供滿意因素），通常被視為是維持經營的最低要求。要真正具有競爭力，企業必須提供超越顧客預期的取悅因素以取悅顧客。成功的企業必須持續的在顧客認知上研究與創新，以確保皆能符合或超越顧客的需求。

當顧客隨著時間演進而逐漸熟悉，取悅因素將逐漸退化為滿意因素，終究變成不滿意因素。

一、對顧客的承諾

深信其產品與服務品質的公司，會對顧客許下自信的承諾。此承諾的意義，著重於排除一切可能降低顧客信心的狀況，並能容易、清晰的與顧客溝

通。

　　許多承諾以保證（Guarantees & Warranties）的形式明白地的向顧客表示。對顧客許下不尋常或特殊的承諾，通常關係到企業經營程度中與顧客滿意度有重要關聯的事項。

二、以客為尊的服務標準

　　服務標準（Service Standards），為定義與顧客接觸品質的可度量績效與預期水準，它包含技術標準與行為標準兩個層面。許多與顧客直接接觸之員工的業務，需要其他內部員工的支持才能達成，而不與顧客直接接觸的員工，也必須了解為達成公司服務標準，亦即要滿足外部顧客前，必先滿足內部顧客。為使員工了解並持續改進其服務標準，企業必須實施追蹤與回饋的程序。

三、有效的申訴管理

　　縱使採取任何努力以滿足顧客，所有企業多多少少都會有不滿意的顧客。如果不能有效處理顧客的抱怨，可能會對企業經營造成嚴重的後果或影響。如能有效解決顧客的抱怨，則將有助於增加顧客忠誠度及留住顧客。

　　著重顧客關係管理的公司，也訓練顧客接觸人員如何處理發怒的顧客。顧客服務代表必須仔細聆聽，以決定顧客當時的情緒與感覺，然後以感同身受的關懷態度，以確切了解顧客的抱怨，他們必須盡一切努力快速解決問題。要有一系統化蒐集與分析顧客抱怨資料的程度，並利用分析資料作為持續改善的依據。

四、滿意度調查的設計

　　第一步，是決定其目的何在，應考量的關鍵問題為「誰是顧客？」的對象問題。第二項應考量重點為：誰來執行調查？通常邀請獨立第三團體執行調查，可獲得較具公信及客觀的結果。下一步就該決定樣本區間了。所謂樣本區間，即是將從其中抽選樣本的目標顧客群體。抽樣的方法，依據調查目的的不同而有不同的選擇。可能為所有的顧客群體或其中的部分。

　　在決定樣本取樣區間後，下一步就該決定使用哪種調查方法了。

　　通常正式書面問卷為調查顧客滿意度最常用的調查方法，其他常用的方

法還包括有面談、電話訪查、及重點小組調查等。問題的用詞，在獲得可作用或可採取行動的結果上是相當重要的。應避免誘導式問題，隱含兩個以上主題的混合式問題，含混不消的問題、縮寫詞及專用術語，及雙重否定的問句用法等。常使用李克特量表五點式量表作顧客滿意度調查，如（表6-1）。

表6-1.顧客滿意度調查「五點式量偏好尺度」之範例

非常差	差	不好不壞	好	非常好
強烈反對	反對	無意見	贊同	非常贊同
非常不滿意	不滿意	不好不壞	滿意	非常滿意

調查設計的最後一項工作，是問卷格式及資料輸入（登錄）方法的設計。

調查執行前必須先經過預先測試的驗證。預試可使執行調查者了解問卷說明及填寫指示是否易於了解，辨識出容易導致誤解或用詞不當的問題，判斷完成一份問卷需要花多少時間，及受試者對問題的關切程度等。

五、分析及運用顧客反應資料

藉審查顧客滿意度調查所獲資訊與公司內部程序間的關係，企業應該可以發現可供改進的地方。

適切的調查與度量方法，可有效區分出企業經營程序中績效與對顧客滿意度的重要性。為確保度量方法的適切，須對關鍵品質特性蒐集相關重要性與績效的資訊。

第三節　顧客關係管理

企業為了贏取新顧客，鞏固保有既有顧客，以及增加顧客利潤貢獻度，而透過不斷地溝通影響顧客的行為。

一、顧客關係管理的定義

顧客關係管理（Customer Relationship Management；CRM）是指透過資訊科技，將行銷、客戶服務…等加以整合，提供顧客量身訂製的服務，並增加顧客滿意度與忠誠度，以提昇顧客服務品質，達成增加企業經營效益的目的。顧客關係管理是一種持續性的關係行銷，可分為四個層次，如（表6-2）

所示。

表6-2. 顧客關係管理的四個層次

層次	層次一	層次二	層次三	層次四
關係行銷	大眾行銷	有區隔的行銷	行為導向行銷	全方位顧客關係管理行銷
內容	對廣泛的顧客寄發內容類似的大量郵件	瞄準特定顧客群,針對特定產品和服務寄發郵件	根據顧客的行為改變,持續推出目標明確的行銷活動,掌握最大經濟效益	以多元通路、事件驅動及各種訊息接觸的做法,完全個人化地針對個別顧客進行事件行銷

顧客關係管理應該是持續性的關係行銷;顧客關係管理的重點在於以顧客需求為核心,視顧客生命週期為重要的企業資產,主要目標在於保有顧客並提高顧客滿意度。透過流程改善,與適當的顧客溝通,在適當的時機,經由適當的通路,提供適當的建議(產品及服務),以增加商機。

二、顧客關係管理的目的

1. 創造企業與顧客重複互動的顧客連結技術。

2. 以顧客資訊回應與彼此的互動,經營顧客關係,並將之資產化,而非只是單純的為不定的買方創造價值。

第四節　滿意度調查

一、顧客滿意度

顧客關係管理的重要目的就是讓顧客對於企業所提供的產品或者服務感到滿意。因此顧客的滿意度同時也有某種程度地表示顧客對於企業是否已經產生忠誠度。

滿意度是產品獲得或消費經驗中的評價,是一種不配合期望的情緒與先

前消費經驗的感覺同時存在時，所產生的綜合心理狀態。滿意度是產品經驗至少與想像的一樣好之評價，是一種情緒的反應。

二、顧客忠誠度

對於企業而言，與顧客的第一次接觸是相當重要的。然而，比第一次接觸更爲重要的是，如何吸引顧客再次登門消費。顧客可能因爲對於企業所提供的產品以及服務感到滿意，而希望繼續購買行爲；反之則可能再也不與企業有任何的接觸。因此，培養顧客的忠誠度是相當重要的。顧客的消費行爲常因習慣使用某企業的產品或者服務，而不再更改，也就是不再作其他的選擇。因此，企業應當提供具有品質以及信譽之產品或者服務，吸引顧客持續消費，增加顧客忠誠度以提高利潤。

品牌經常塑造自身所適合的消費族群，因此顧客在購買該商品及服務時，會造成歸屬感。

三、顧客關係管理步驟

(一)企業的定位與價值

任何企業必須要掌握自己的定位與希望提供給顧客的關鍵價值，而使得顧客對此公司產生一個期待。若想使顧客滿意，一定要將自己定位清楚。

(二)了解顧客的經驗

顧客的使用經驗會透露出許多的寶貴資訊，企業可用資訊科技的運用來有效累積與運用顧客經驗。如網站上常看到的FAQ(Frequently Asked Questions)便是將顧客經常會遇到的一些問題加以收集整理，並加以解答以供使用者查尋。

(三)選擇最適流程與通路

爲了建立與顧客良好的關係，必須不時與顧客有所互動，若能夠引領顧客至其公司最適當的運作通路之中，屆時將可省下大量的額外開支。企業的最適流程除了必須也要是顧客的最適流程才有意義，要從顧客的觀點來了解顧客的所需。

(四)區隔或歸類

顧客關係管理的終極目標，是提供顧客一個量身訂作的服務，進而開發顧客的終身價值（顧客在人生中能為公司創造的總價值）。依顧客的類型、特性、需求與其使用過經驗，來加以區隔與歸類，將能夠提供更適當的服務，建立更深入的顧客關係，提高顧客滿意。

(五)搜集、分析、運用資訊的能力

　　能夠將資訊作最有效的運用，並作出有效分析以利決策準則，是在顧客關係管理最重要的一環。善用寶貴資料，配合分析的技術，使得企業在作出顧客關係管理甚至其他方面的決策能夠有更多值得參考之重要資訊。

第 七 章
可靠度

【摘　　要】

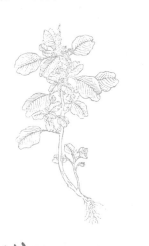

第七章 可靠度

可靠度代表了產品長時間的使用表現能力，也是產品和程序設計的本質。不論是飛航安全或是藥品都需要高度的可靠性；另一方面高度可靠性也提供消費品在競爭上的優勢。

隨著科技的進步、資訊的發達，追求高品質的產品已成為世界之潮流所趨，為滿足人類對生活水準的要求與生活品質的提昇，產業界無不致力於本身之品質提昇以符合消費者的期望，提昇產品的市場競爭力。然而對於任何一個產品（系統）而言，要想提昇產品的品質，可靠度是提昇產品品質最重要的先決條件之一。一個高靠度的產品系統，通常代表著產品後續所需維修的次數必定較低；相對地，當可靠度降低時，產品維修的頻率，勢必會提高。換句話說，當系統的可靠度降低時，無形之中就會增加系統的後續維修成本。因此，較高的可靠度通常代表了較低的生產及維修成本、叫好的產品品質。可靠度與品質管理的比較如（表7-1）。

表7-1. 可靠度與品質管理

項目	可靠度	品質管理
品質	設計的品質	一般的品質
概念	品質現狀的改善，提高品質標準	品質現況的維持，將製程維持在品質管制狀態
部門	設計、實驗部門	生產或製造部門
壽命	對壽命試驗很關心	對壽命不特別留意
規格	使製品規格嚴密化	與製品規格一致
糾正措施	注意製品缺點本身	注意反覆發生的製品缺點
缺點	注意製品缺點性質	進行製品缺點數的統計與檢討
時間	時間至t的品質	時間至t = 0的品質

113

第一節　可靠度基本概念與定義

品質可靠度常被簡單定義為產品表現的滿意度或抗失敗性，其實不然。可靠度是一更具量化和具體性的課題；可靠度的定義：不論產品、設備、系統或服務等在一定時間的正常使用狀況下，展現其當初設計所設定的功能之可能性。這個定義含有四種重要元素：機率、時間、效率及操作狀況。

機率：可靠度是一個介於0～1的值。它可說是一種嚴格精密的數值測量，因此可靠度在比較不同的產品和系統設計這方面提供了一精確的理論基礎。

時間：如果產品設計的目的，係以產品壽命長短為主，可靠度同為0.99的兩種產品，使用壽命為100小時的產品，一定比500小時的差。

效率：失效率是指產品表現並未達到原本設定的目標。失效率的發生可分為兩種：一為功能性失效率指在產品使用之初即因機件接觸不良或不當的組裝所導致產生；可靠度失效率指產品在使用一段時間後所發生的狀況，例如產品無法使用、操作不穩定或產品表現變差。

操作狀況：包括產品被使用時的環境及使用次數和情形。

可靠度可分為兩類：固有的可靠度即是產品在設計生產之初所被定義及預期的可靠度；達成可靠度即是產品在被使用時實際上所發生的可靠度。

第二節　可靠度管理

在考慮持續時間的期間內，由每單位時間中失敗的次數決定了可靠度（稱為失效率，failure rate）。時間是與可靠度相關最重要的變數。通常，可靠度是透過其失效率來表示。而失效是指：「產品未能發揮預定機的狀態」。假設 T 表系統失效的時間，$f(t)$ 為描述產品失效行為的機率密度函數，則失效發生於 t 與 $t + \Delta t$ 之間的機率為

$$f(t)\Delta t = P(t \leq T \leq t + \Delta t)$$

故障時間小於或等於t的失效機率

$$F(t) = P(T \leq t) = \int f(x)dx$$

可靠度是系統在某一時間t以內無失效地運作的機率

$$R(t) = P(T > t) = 1 - F(t) = \int_t^\infty f(x)dx$$

$R(t)$ 稱爲可靠度函數(Reliability Function)。

一、可靠度預測

（一） 串聯系統

串聯系統如（圖7-1），在這樣的一個系統中，所有的組件都必須起作用，否則系統將會失效。如果組件 i 的可靠度是 Ri ，則系統的可靠度是各個單獨組件可靠度的乘積。所以

$$Rs = R_1R_2R_3 \cdots Rn$$

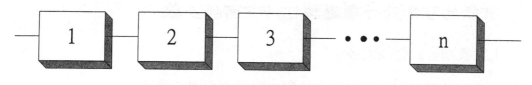

圖7-1. 串聯系統

（二） 並聯系統

並聯系統如（圖7-2），在這樣的一個系統中，各個單獨組件的失效率並不比在串聯系統中的失效率重要，在系統中只要有一個組件可以操作則系統將成功的運作。因此，附屬組件是備用的。系統經常把備用元件建入系統中以改善系統的可靠度。

假設 R_1、R_2、$\cdots$、Rn 分別表示單獨組件的可靠度，而其失效率分別爲 $1-R_1$、$1-R_2$、$\cdots$、$1-Rn$ 。當系統發生失效時，表示系統中每一個組件均發生失效，所以，系統的失效率爲

$$Rs = 1 - (1-R_1)(1-R_2) \cdots (1-Rn)$$

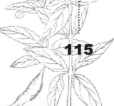

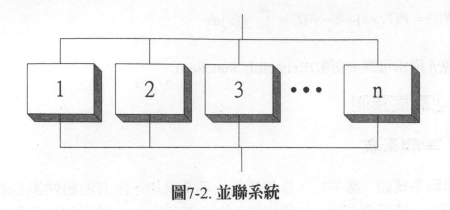

圖7-2. 並聯系統

二、有效的可靠度管理

有效的可靠度管理應該包括下面的步驟：

1.定義顧客的性能需要。

2.決定重要經濟因素與評估他們與可靠度需要的關係。

3.定義產品使用的環境和條件。

4.選擇組件、計畫和供應商適當可靠度以及成本的標準。

5.決定機器和設備的可靠度需求以及他們在製造期間對於產品可靠度的影響。

6.分析可靠度的實地資料以作為品質改進的一個方法。

第三節　可靠度工程

一、標準化

確保高可靠性的一個方法是要運用已使用數年之久且被證明具有可靠度的部分。選擇標準化的部分並用之於設計過程。使用標準化的部分不僅達到更高的可靠度，而且能減少費用，因為把標準化部分用於許多不同產品。

二、備用元件

備用元件能夠提供可用的備用支援部分。備用元件對失效可能極為昂貴

的系統至關重要，然而，備用元件會增加系統的費用。

三、失效的物理作用

許多失效有時是由於化學作用隨時間退化，可能由於溫度或者溼度的影響惡化。了解材料的物理性質和它們對環境影響的反應有助於除去潛在失效。

四、可靠度測試

形式上的測試是必要的，它涉及模擬環境條件以決定一個產品的表現、操作時間與失效的模式。產品測驗可由多種方法完成之。壽命測試法為將產品的裝置打開運轉直到其失效為止。加速壽命測試法在於強調把時間減少到失效和尋找薄弱環節。

五、故障缺陷樹分析

故障樹分析（Fault-tree Analysis；FTA），又稱為缺陷樹分析，就是對故障樹做分析工作，根據故障的原因，究竟是什麼的想法，追尋產品故障的樹形圖，以究明適合故障原因的零件。是一種邏輯的程序，從一開始先列出潛在的危險或者不希望得到的狀態的表單，再向前回溯列出失效的原因與其起源的表單。它的目的是要證明在失效和原因之間的邏輯關係，與魚骨圖類似。

（一） 故障樹分析法的優點：

1.對於系統型態內部有深刻的顯示。

2.使可靠度分析師對於整個系統必須有全盤瞭解，對於每個特別故障都需分別處理。

3.可逐步導出故障事項，以演譯的方法幫助找到故障原因。

4.對於設計程師、使用者或管理階層提供一個視覺上的工具，作為修改設計及有關因素互換的依據。

5.對象可靠度無論在定性的分析或計量分析都有很好的貢獻。

6.此項分析技術對於繁複系統尤為簡潔有效。

（二）故障樹分析法的缺點：

1.此項技術成本較高，耗時亦久。

2.所得結果不亦核校，且易漏列部分有用訊息。

3.此法對於系統中之組件只考慮妥善或故障兩種狀態，對於可能部分故障的組件應用困難。

4.故障樹中如含有備用件或可修的優先閘等，則很難得到求解通式。

5.如包含各種共因故障在內時，求解將極為不易。

六、失效模式與效應分析（參閱第十一章）

七、可靠度與環境因素

考慮自然環境及人為環境的不同，作相關可靠度的測試，以確保可靠度的品質。

(一)自然環境：

1.自然環境的種類：

(1)氣候環境：溼度、大氣壓力、風、太陽幅射、鹽霧、雨等。

(2)氣象環境：溫帶、熱帶。

(3)地形環境：地表河水及土壤等

(4)生物環境：植物、霉菌、細菌及動物。

(二)人為環境：

1.基礎建設：不同區域或國家基礎建設的水準，影響到產品的運搬及某些產品的使用。

2.習慣。

3.文化：隨著不同國家的需求，必須作不同的設計，當然可靠度的環境測試，自然都不相同。

4.素養。

第 八 章
標準與法規

【摘　要】

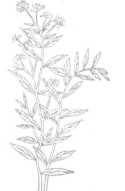

第八章 標準與法規

第一節 ISO

　　品質體系認證，也叫品質體系註冊，是指由公正的第三方體系認證機構，依據正式發佈的品質體系標準，對企業的品質體系實施評定，並頒發體系認證證書和發佈註冊名錄，向公眾證明企業的品質體系符合某一品質體系標準，有能力按規定的品質要求提供產品，可以相信企業在產品品質方面能夠說到做到。

　　品質體系認證的目的是要讓公眾相信企業具有一定的品質保證能力，其表現形式是由體系認證機構出具體系認證證書的註冊名錄，依據的條件是正式發佈的品質體系標準，取信的關鍵是體系認證機構本身具有的權威性和信譽。

　　企業的組織管理結構、人員和技術能力、各項規章制度和技術文件、內部監督機制等是體現其品質保證能力的內容，它們既是體系認證機構要評定的內容，也是品質體系標準規定的內容。目前，世界上體系認證已有通用的品質體系標準，即ISO 9000系列國際標準。

ISO認證的四種用途：

1.供應方證實其品質體系符合規定的品質體系要求。

　　在合約的情況下，供應方應向特定的顧客證實其品質體系滿足合約中規定的品質體系要求。在第三方認證的情況下，供應方應向認證機構證實其品質體系滿足所申請的品質保證模式的要求。

2.在合約情況下作爲顧客與供應方之間的品質保證協議。

　　合約中顧客對供方的品質體系要求合適時可以直接引用三種模式中適用的一種；需要時，也可在一種模式的基礎上進行適當剪裁或提出補充要求。合約中引用哪一種模式以及如何剪裁、補充，應由顧客與供應方協商，在對雙方都有利的基礎上達成一致意見。合約簽訂後，被引用的品質保證模式標準以及修改、補充的要求，將作爲顧客對供應方品質體系審核的依據。

3.作為合約前評定供方品質體系的準則（屬第二方認定或註冊的情況）。

合約簽訂前，顧客往往需要評定供應方的品質體系，以確定該供應方具有滿足其訂購產品技術要求的能力。評定前，雙方應就使用哪一個品質保證標準以及必要時的補充要求作為評定（或認定）的準則達成一致意見。

4.作為第三方認證的依據。

在第三方品質體系認證時，供應方和認證機構應就使用哪一個品質保證標準作為認證的準則達成一致意見。所選擇的模式應適合所覆蓋的產品技術要求的需要，並且不會誤導供應方的顧客。

國內各種驗證或認證活動：

1.實驗室認證：中華民國實驗室認證體系（CNLA）、環境檢測機構認證、工業衛生實驗室認證、濫用藥物檢驗實驗室認證等。

2.管理系統驗證：ISO 9001（品質管理）、ISO 14001（環境管理）、HACCP（食品安全管理）、OHSAS（職業安全衛生管理）等。

3.產品驗證：正字標記、CAS、安全玩具、有機產品等。

一、ISO 9000

ISO組織正式成立於1947年，總部設於瑞士日內瓦。是國際標準化組織（International Organization for Standardization）之簡稱。ISO 9000系列品質保證制度自1987年3月制定以來，即廣受各主要工業國之重視並納入國家標準。1994年公布ISO 9001至ISO 9003三項品保標準的修訂版本，最新版ISO 9000系列橢準於2000年12月發行。

（一）何謂ISO 9001:2000系列

近代品質管理系統中，ISO 9000系列可適用於各種組織架構規模之公司，並符合顧客之要求。此系統可利用稽核來建立驗證過程的正確性與客觀性，顧客可藉由通過驗證與否，直接評斷產品品質之好壞。

ISO 9000：2000強調品質管理系統的有效性，ISO 9001：2000不同於

ISO 9001：9004強調品質保證模式的符合性，而是強調「品質管理系統」要求。ISO 9001：2000將產品或服務的「品質保證」視爲是組織存在的基本條件，而更邁向提高「顧客滿意度」。

ISO 9001：2000明確地界定一個可供組織內部運作、驗證或契約目的的使用之品質管理系統，在於強調品質管理系統的有效性，並以符合客戶需求爲導向，取代1994年版的ISO 9001、ISO 9002及ISO 9003之驗證標準。

整體而言，ISO 9001：2000品質管理系統模式，主要爲遵循PDCA循環之邏輯來運作，其條文內容均可含納於PDCA管理循環中持續推動。

ISO 9004：2000品質管理系統－績效改善指引提供組織同時考量有效性及效率的品質管理系統之指引，本標準之目的爲改善組織績效、顧客和其它利害相關團體之滿意。本標準非用於驗證，取代ISO 9004：1994以組織整體績效改善爲目的之指導標準。ISO 9004：2000是對品質管理系統的所有觀念提供指導，以改進組織所有的績效，並不是要作爲遵從ISO 9001：2000要求之指導。

（二）ISO 9001：2000標準的八大原則

1.以顧客導向爲原則（Customer focus）

組織依賴客戶而存，因此必須了解現在客戶的需要及未來的客戶期望，並必須符合客戶的要求且致力於超越顧客的期望。

(1)企業必須研究與瞭解顧客需要與期望，並確保組織之目標與顧客需要與期望組織的有適切的關連性。

(2)企業必須能夠量測顧客滿意度並對量測的結果有所對策。

(3)企業組織須有系統的管理顧客關係良好的溝通模式以確保在滿足顧客及各相關利害團體有一平衡機制。

2.以優勢領導爲原則（Leadership）

經營管理階層必須能夠建立組織共同一致的目的及方向，並且創造（並維持）一個能讓員工完全投入工作進而達成組織目標的內部環境。

(1)高階經營管理者能夠設想所有利害關係團體之需求，建立組織未來

遠景以及訂立可挑戰的目標與標的和實行策略，並主動親身領導。

(2)在公司組織內各管理階層需建立良好的溝通管道與模式及創造能永續經營的分享價值。

(3)企業必須定義合理明確的職能權責與充分的授權且提供員工達成組織的目標所需要的資源與訓練。

(4)管理階層對員工應採淚勵與鼓舞的方式並減少人員的恐懼，使員工能夠認知其對公司的貢獻進而挑戰組織目標。

3.以全員參與為原則（Involvement of people）

各階層人員為組織的基求要求，員工是公司組織最大的產，企業要生存靠不是有形的硬體設施，而是員工的潛能發展，企業應塑造環境使各階層人員為了組織的利益，能完全地參與貢獻其能力。

(1)讓員工瞭解他們在組織所扮演的角色及其貢獻對公司的重要性。

(2)員工可以公開地討論問題並提案及自由地分享知識與經驗並主動地尋求機會，以增進其能力、知識與經驗。

(3)組織應針對人員的目標與標的，評估其績效並鑑別其績效達成之限制。

4.以流程導向為原則（Process approach）

企業應以流程的觀念來管理組織內所有活動之相關資源的運用，使公司能更有效率完成所欲之結果以達到"競爭優勢"。

(1)組織應以有系統地界定如何作業方式可獲得所想要的結果。

(2)公司應事先評估作業方式對顧客或其他相關團體之風險、衝擊及結果。

(3)公司應先鑑別主要作業在組織各功能或部門間的相互關係，並建立明確清楚的權責以管理主要作業。

(4)針對改善組織的主要作業之資源、方法、物料等因子進行瞭解並進行分析與量測之主要作業能力。

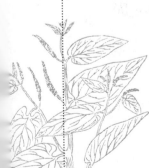

5.以系統化管理為原則（System approach to management）

　公司應先鑑別、瞭解和管理內部相關流程，使其能成為一個系統以產生有效性的運作及高效率的行動，以達成組織的政策目標。

(1)公司應以最效及效率的方法架構一系統並界定組織內的規定作業及如何執行以達成組織目標。

(2)管理階層應瞭解各職能權責與角色的方式，以減少部門鴻溝進而達成公司共同目標。

(3)應瞭解組織的能力及資源限制而採取適當指施，並藉由量測、分析、評估的方式持續改善系統。

6.以持續改善為原則（Continual improvement）

　公司應將組織整體績效的持續改善列為公司永久的目標，使公司能不斷的改善以創造競爭優勢。

(1)公司應對組織內各項流程、產品、活動建立目標並提供有經驗或訓練合格人員及適當資源及方法以達成目標。

(2)組織內各單位應認知現況並尋求改善的方式以全面持續改善組織績效。

(3)建立量測標的方法機制以評估持續改善績效。

7.依事實作決策為原則（Factual approach to decision making）

　公司應以資料及資訊的分析做為組織決策的基礎。

(1)組織內人員應了解統計技術之價值並使用有效的方法進行資料與資訊的收集和分析。

(2)確保資料以及資訊的準確性並提供所需者易於取得相關資料的環境，使其能依分析結果作決策。

8.建立供應商互利的關係為原則（Mutually benejicial supplier relationships）

　組織應與供應商建立長期互利的伙伴關係，相互成長依賴以增進彼此

的能力共同創造價值。

(1)組織應鑑別與選主要供應商並建立良好溝通管道分享資訊與經驗，以能夠共同研發與改善品質達成降低成本創造利潤。

(2)激勵供應商促其達成目標，進而建立一平衡獲利的長期伙伴關係。

（三）ISO 9001：2000與ISO 9004：2000之關係：

這二個國際標準被設計互相匹配，雖然二者之間有不同的範圍，不過它們有相似架構以便成對地使用，但也可單獨被使用。ISO 9004則在品質管埋系統目標及組織的表現、效率與有效性之持續改善方面，給予較ISO 9001廣泛的指引。

（四）推行ISO 9000系列成功關鍵因素

1.高階管理者的決心與支持：若業主漠不關心的結果，造成許多制度在公司順利運作與落實執行。

2.選擇適當的輔導機構與顧問，是廠商推動品質管理系統成功關鍵的重點。

3.加強對員工的宣導與教育：灌輸正確品質觀念，以凝聚品質共識。

4.各部門間需要有暢通的溝通與協調管道。

5.良好的文件管制作業。

6.內部稽核作業的落實。

7.適當的獎懲制度。

（五）推行ISO 9000系列的實施效益

1.企業組織之各階層職責更為明確，避免推卸責任。

2.建立全員參與持續改善的企業文化。

3.透過教育訓練增強員工品質共識，使其能體認品質是每一位員工的責任，唯有團隊合作才能達到品質目標，於無形中凝聚了員工對公司之向心力。

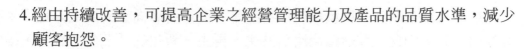

4.經由持續改善，可提高企業之經營管理能力及產品的品質水準，減少顧客抱怨。

5.提昇企業對外之競爭力，因很多跨國性國際採購組織（IPO）或國內的公、私立機構，逐漸要求其合約廠商需取得ISO認證。

6.通過ISO認證合格之廠商，表示其品質管理系已達某一相當水準，可建立顧客信心，減少其到廠察訪及審核次數，爭取時效，減少支出及費用。

7.建立組織內部標準化、文件化的管理作業,累積各種管理技術，增進工作效率。

8.藉由ISO 9001品質管理系統的維護，養成員工說、寫、做一致的習慣。

9.企業更重視顧客要求，滿足顧客對品質的要求，已是企業所認同的基本責任。

二、ISO 14000

實施ISO 14000標準系列標準，可以加速產業結構調整，鼓勵企業積極開發無公害、無污染的產品、節約原材料和能源的新工藝，為實施全過程控制污染和清潔生產，提供程式上的保障。實施ISO 14000系列標準，將提高產品的環境價值，有助於改善企業形象，提高企業在國內外市場的競爭力和佔有率，減少環境風險和環境費用開支，降低生產成本，提高企業的環境效益與經濟效益。

ISO 14000系列標準與ISO 9000系統標準同為組織管理標準，兩者理念及原則十分相近，皆為架構相同之管理系統，但管理對象分別為「環境」及「品質」。品質管理的對象在組織的意圖中，在於確保產品與服務的品質；而環境管理的目的，在於鼓勵產業界自願性從組織內部開始規劃其環保改善及污染預防措施，對於原料取得、產品製造及販賣、使用、廢棄等產品生命週期過程中，能夠降低環境之污染及節省資源之消耗，以消耗最少的地球資源來製造最少的廢棄物，並喚醒消費者慎選省資源、低污染、可回收之產品，以維護環境品質，保護地球環境，並達成企業「持續改善」與「永續發展」的目標。

目前及未來的生存環境與使用物品是「消費者導向」的，並非是「生產者導向」的，因此，製造廠商應有共生、再生、新生的「三生」觀念，提供消費者高品質、安全、優質、便利、經濟之高格調產品，並落實永續發展之環境（Environment）、公平（Equality）、經濟（Economy）「3E」觀念，創造高品質的生活環境空間。ISO 14000與GMP之差異如（表8-1）。GMP不足之處：重硬體輕軟體、忽視以顧客為中心、對建立環境管理體系沒有長遠考慮、侷限於產品形成過程中的品質管理。

表8-1. ISO 14000與GMP

ISO 14000	GMP
推薦性技術標準	只有法律法規條例性
確保製藥環境及保護符合標準	確保用藥安全有效
企業自願申請認證	政府監督發證
環境管理的總體管理體制及能力的制度	保證藥品安全性

三、ISO 14001

ISO為了將國際環境管理系統整合進而標準化,自1994年起便積極訂定ISO 14000系統之國際環境管理系統標準，並在1996年公佈ISO 14001環境管理系統。

ISO 14000系統中有關「環境管理系統」包括ISO 14001及ISO 14004，其中ISO 14001為提供環境管理系統驗證依據之規範標準；而ISO 14004則是闡述環境管理系統之原則、系統支援技術之一般指導網要，主要是提供組織執行建立ISO 14001標準中規範的環境管理系統時之參考。該系統力求要有彈性，以增進企業之環境績效。

ISO 14001是規範，它描述環境管理系統認證或自我聲明的核心要素，而ISO 14000是不可認證的指引標準。

（一）ISO 14001之執行流程與規範

ISO14001環境管理系統運作模式與精神主要包含：環境政策、規劃、實施與運作、檢查與矯正措施及管理審查五個要項。藉著這五要項不斷地動態循環，使環境管理系統能有效的運行，以持續地找出可以應用或改進自身環境問題的地方，藉以減輕環境污染及提昇環境績效。

1.環境政策

組織的環境管理系統是否能夠成功地建立或改善,首先決定在組織高階主管的承諾,而承諾的具體表現就是環境政策。因環境政策是環境管理系統的最高指導原則,也是實施與改進環境管理系統的推動力,組織對環境責任與績效要求的企圖心即在此展現,並可作為日後建立及改善環境管理系統的行動準則。

2.規劃

其目的確保組織能針對問重點並在能力可行範下執行,避免處理環境問題時出現本末倒置的現象。

組織應建立並維持一程序程序以鑑別其可以控制以及預期能有的影響活動、產品或服務之環境考量面藉以判斷其中已經或者可?會對環境造成重大衝擊者。組織應制定並維持一個或多個環境管理方案,以達成環境目標與標的。

管理方案是由規劃到執行的橋樑,執行上所要求的各項目,如架構與權責、作業及文件管制、溝通、監測等等,應該界定清楚,避免執行時作重複的工作。

3.實施與運作

環境管理系統須符合「說寫做合一」的精神,因此必須文件化。環境管理系統執行當中,較特別的是溝通及緊急應變與準備措施的要求。

(1)架構與責任

為了達成有效的環境管理,對角色、責任及權限應加以界定、文件化及宣導溝通。管理階層應提供實施與管制環境管理系統所需要的資源,包括人力資源、專門技能、技術及財務的資源。

(2)訓練、認知及能力

對於工作上可能會對環境產生重大衝擊的每位員工應要求其接受合適之訓練。

(3)溝通

組織應針對環境考量面與環境管理系統建立並維持適當的程序,以

供組織內各部門與階層之間溝通；及接受、文件化以及回應由外部利害相關者所傳達的訊息。

(4)環境管理系統之文件化

建立並維持書面或電子形式之資訊，以說明管埋系統的核心要項，以及彼此間的關連；供做相關文件的指南。

(5)文件管制

建立並維持適當的程序，俾能管制本標準所要求的各項文件。

(6)作業管制

基於環境政策、目標及標的鑑別出有那些作業與活動項目係與已確認的重大環境考量面有關。

(7)緊急事件準備與應變

鑑別可能發生和因應所發生之意外或緊急狀況，並防止或減輕此類事件對環境造成的衝擊。

4.檢查與矯正措施

(1)監督與量測

組織應建立並維持文件化程序，以定期監督與量測會對環境產生重大衝擊的作業或活動之主要特性。

(2)不符合、矯正及預防措施

組織應建立並維持適當的程序以界定權責，俾處理及調查不符合情形並設法減輕所造成的衝擊，以及展開並完成矯正與預防措施。採取任何矯正或預防措施以消除造成實際或潛在之不符合狀況的根本原因時，應根據問題的大小和對環境衝擊的程序採取適當的做法。

(3)紀綠

組織應建立並維持適當的程序，以進行環境紀錄的鑑別、維護和處置。這些紀錄應包括訓練紀錄以及稽核與審查的結果。

(4)環境管理系統稽核：判斷環境管理系統是否

a.符合環境管理的各項規劃事項，包括本標準的要求在內。

b.獲得妥善地實施與維持。

c.將稽核結果之資訊提交管理階層。

5.管理階層審查

組織的高階主管應依其自行決定之時程審查環境管理系統，以確認其持續適用性、適切性及有效性。管理階層審查的過程，應確保管理階層能獲得必需的資訊以進行評估。

（二）建置ISO 14001認證的動機

1.改善環境管理的品質，提昇競爭力：環境管理品質的提昇，除了可解決減廢、節約能源等問題外，更可藉此避免意外事件的發生，降低企業營運風險，有效做好環境管理不僅能夠改善企業形象及聲譽，更可強化企業於國際投資環境中的競爭力。

2.強化內控，降低營運成本：完善的環境管理系統可改進內部效率的需求，如生產與作業效率、行政效率等，面臨經費縮減及流程精簡的壓力，唯有採用具ISO精神的管理系統，企業才能以最少的資源支出達成最高品質要求。

3.外在因素：如世界潮流趨勢、環保壓力、企業的社會責任等等。

（三）ISO 14000以及ISO 9000之異同（表8-2）

表8-2. ISO 14000以及ISO 9000之異同

項 目		ISO 14000	ISO 09000
相同點	標準	環境管理標準	品質管理標準
	對象	產品製造場及製程所生的廢棄物	產品
	目的	滿足生態環境需求	滿足顧客需求
	文件	環境管理政策文件	品質政策文件
	目標	公司各階層環境管理目標	公司品質目標
	法令	須符合環保相關法規	不直接涉及法令規章

相異點	1.非強制性、無絕對標準之國際標準
	2.作你所說，說你所作之精神
	3.均強調全員參與、不斷改善與文件管理
	4.皆涉及第三者之評鑑工作
	5.促使組織資源作最有效的利用
	6.皆是組織之管理標準而非產品本身之規格標準

（四）ISO 14000成功關鍵

1.高階管理的支持與承諾是系統能否立與有效執行的關鍵。

2.必須使員工具備應有的環保意識與共識，並落實到企業內部，從而改變企業體質，使推行工作順利。

3.適當的內部溝通，高階管理者應運用適當的內部溝通管道，宣告組織及管理階層對環境保護的重視。

（五）推行ISO 14001的效益

1.企業環境政策公開化、加強企業競爭能力。

2.對外溝通，建立社區關係良好，企業環保形象可以被深植人心。

3.落實持續改善與預防，確保法規符合性，可減低保險／賠償負擔。

4.組織內部教可增強員工環保意識自覺、凝聚共識提昇環境績效。

5.改善工作環境條件，減輕外來的環保壓力。

6.可充分地控制原物料、廢棄物和污染，而達到使用率提高、節省實現環保標準的成本、降低風險、產品品質提昇。

第二節 GMP

藥品優良製造規範 (Good Manufacturing Practice；GMP) 是一種特別注重製造過程中產品品質與衛生安全的管理制度。包括生產的全過程：從廠房設備、生產環境、到生產人員、品質控制、文件管理等，都有極嚴謹的規範。確保產品具有優良的品質，沒有污染。

　　衛生署為提昇國民用藥品質及拓展我國產品外銷，繼十年前國內藥廠全面實施「優良藥品製造標準（GMP）」後，於1999年5月公告更高標準之「藥品優良製造規範（current Good Manufacturing Practices；cGMP）」，並公告「藥品確效作業實施表」，明訂實施時程，規定應完成支援系統、儀器、設備確效及至少一種以上產品之關鍵性製程及分析方法確效作業。

　　衛生署近年來積極參與國際事務，尋求國際合作，爭取加入國際稽查公約組織（PIC/S）及建立國際間GMP相互認證。且為配合行政院「加強生物技術產業推動方案」，推動藥品實施cGMP確效作業，不但可提升藥品品質，更可以增加國際競爭力。PIC/S GMP與我國GMP法規之差異如（表8-3）。

表8-3. PIC/S GMP與我國GMP法規

PIC/S GMP	我國GMP
第一章 品質管理	壹、總則
第二章 人事	貳、環境衛生
第三章 廠房設施與設備	參、廠房與設施
第四章 文件	肆、設備
第五章 生產	伍、組織與人事
第六章 品質管制	陸、原料、產品容器及封蓋之管制
第七章 委/受託製造與委/受託檢驗	柒、製程管制
第八章 怨訴與產品回收	捌、包裝與標示管制
第九章 自我查核	玖、儲存及運銷
	拾、品質管制
	拾壹、紀錄與報告
	拾貳、怨訴與退回產品之處理
	拾參、附則

一、藥品優良製造規範（品質管制部分）

　　四十三條、藥廠品質管制部門之職責及作業程序，均應以書面訂定，並遵行之。

　　品質管制部門之職責如下：

1. 負責審核所有原料、產品容器、封蓋、半製品或中間產品、包裝材料、標示材料、及產品之准用或拒用。並得審查製造紀錄，以確定並無任何錯誤發生，或錯誤發生時業經徹底進行調查。

2. 負責審核足以影響產品成分、含量、品質及純度之作業程序或規格。

3. 應有足夠之檢驗設施，供檢驗及審核原料、產品容器、封蓋、包裝材料、半製品或中間產品及產品。

4. 訂定有關儀器、裝置、儀表及記錄器之校正書面作業程序，明確規定校正方法、日程表、精確度界限，以及未能符合精確度界限時之限制使用及補救措施。

5. 配合市售儲存條件訂定產品安定性試驗有關取樣數量、試驗間隔、試驗方法等之書面作業程序，俾能決定適當之有效期間。

四十四條、由藥廠有關部門訂定之規格、標準書、取樣計劃、檢驗程序、或所規定之檢驗管制措施、及其有關之任何變更，均應經品質管制部門審定後方得執行。

所規定各點作業應確實遵行並記錄執行過程，如與上述規定有所偏差，應加以記錄並作合理判釋。

廠內可由各部門選派有關專業資深人員成立品質保證系統，定期執行廠內有關各項作業運作情形之確認；包括訂定廠內執行本規範之自我審查作業程序據以遵行，並留紀錄、報告備查。

四十五條、每批產品應予檢驗，以確定其符合既定規格。不應含有害微生物之產品，必要時應逐批加以適當之有關檢驗。

每批產品或最終產品與其各有效成分之原料，應抽取代表性之儲備樣品保存，產品或最終產品儲備樣品之存放條件應與標示者相同；儲備數量應為足供所有規定檢驗所需要之兩倍以上，惟做滅菌檢查與熱原試驗者，其數量另視需要而定。

儲備樣品應保存至該產品之有效期間後一年，免於標示有效期間者，應至少保存至該產品或最終產品之最後一批出廠後三年。

四十六條、檢定原料、半製品或中間產品、產品所需之動物應以適當之方式飼養維護及處理。實驗動物應加以標識，其保存之紀錄應足供

追溯瞭解其使用歷程。

二、分析確效作業

現行藥品優良製造規範－分析確效作業指導手冊（參照ICH Q2A及Q2B之內容制訂而成）為針對分析方法予以確效時，需加以考量內容確效研究的特性項目或確效指標。

以四類最普遍的分析方法為主：

1.鑑別試驗。

2.雜質含量之定量試驗。

3.雜質之管制限度試驗。

4.在原料藥或成品之檢品中，有效(活性)成分或成品中的其他特定成分的定量試驗。

通常必須加以考慮的代表性確效特性如下：

1.準確度。

2.精密度。

3.可重複性。

4.中間精密度。

5.再現性。

6.專一性。

7.最低檢測濃度。

8.最低定量濃度。

9.線性範圍。

三、清潔確效作業

現行藥品優良製造規範－清潔確效作業指導手冊，對於設備使用前必須是清潔的規定，是眾所皆知之事，其主要目的是避免藥品的污染與屬雜、不

適當的清潔及設備維護，或塵埃控制系統不良而造成污染。

1. 清潔確效的目標，是要確認清潔程序對產品殘留物、分解產物、防腐劑、賦形劑及/或清潔劑之移除的有效性，藉使例行階段中的分析監測，可以減至最少。此外，我們還需要確保不會與有效成分交互污染有關的危險性。

2. 清潔程序必須要嚴格遵循確效過的方法。

3. 對所有製程中與產品接觸的設備應研訂出適當的清潔步驟。對產品可能污染到的間接接觸的零件，如墊圈、混合機軸、烘箱之風扇，及加熱的元件等，亦應考量到其清潔之步驟。

4. 對於非常相似的產品與製程，其清潔程序不需要去做個別的確效，可依其共通性、設備與表面積、或者是涉及所有與產品相接觸之設備的環境去做出決定。對於相似的產品和相似的製程的清潔步驟，可以選擇具代表性的方法，如依據產品的相似物理性、配方組成、消費者之使用的方式與使用量、先前製造之其它產品的特性，以及，與先前製造之產品相比較的批量等，都是證明一種確效計畫之關鍵因素。選擇最差情況的組合，及其相關基準來實施確效作業。

四、製程確效作業

依據現行藥品優良製造規範－製程確效作業指導手冊

1. 安裝驗證－為一種確認作業，旨在確認設施或設備於既訂條件下安裝，並能於限制條件與耐受範圍內呈現恆定性能之措施。

2. 操作驗證－為一種確認作業，旨在確認設施或設備於其操作極限範圍與正常規範內能適當運轉。

3. 製程確效－確認產品之製造程序及其管制條件，具有良好的有效性與再現性。

4. 產品確效－對由特定製程生產所得之產品作適當之測試，以確認產品於放行時，能符合所應有的特性與安全性。

5. 先期性確效－為一種產品於上市前所進行之確效措施，適用於下列兩類產品：

(1)新申請查驗登記之產品

(2)既有產品於更改配方（包括成分及組成）、製造場所、製造設備、製程等製造條件而可能會重大影響產品之品質特性者。

6.回溯性確效—對一特定之產品而言，利用以往生產、測試與管制之累積數據，對已上市產品所作的製程確效。通常以連續十批以上產品之相關數據行之。

7.併行性確效—對一特定之產品而言，依照實際生產之規模及條件，就所製造之連續三批該產品所作之製程確效。

8.確效—係指有文件證明的行動，能證實程序、製程、機械設備、原材料或系統確實能持續穩定的導致預期之效果。

9.確效計畫書—說明將如何進行確效之書面計畫書，內容包括予以測試之指標，產品特質，生產設備，以及測試合格之判定標準。

10.最差狀況—為最能導致製程或產品的失敗之條件，包含製程與環境之最高與最低極限條件，以及處於標準作業程序內最能引起製程或產品的失敗之條件。

　　為了要確保產品的品質，應細心注意下列許多因素：選用品質良好之物料，適當設計產品與其製程、及對製程中及最終產品的測試等。由於現今藥品的複雜性，只靠最終產品之例行性測試不足以確保產品之品質。某些最終產品的測試靈敏度有限；有時須執行破壞性測試以展現製程之適當性；有時最終產品之測試無法顯示所有與產品有關而可能對安全性與有效性有影響的變異。

　　品質保證的基本原則乃是確保產品能適合其原擬之用途為目標。此等原則如下：

1.品質、安全性、與有效性必須加以設計並且建構於產品中。

2.品質無法從最終產品的檢查或測試而獲得。

3.製程中的每個步驟必須加以控制，俾使最終產品符合各種品質與設計規格的機率達到最高。

製程確效是確保製程能符合此等品質保證目標的關鍵性措施。透過對製

程與製程管制的細心設計與確效，製藥廠才能有高度的信心來擔保在持續製造產品時，其各批次產品都能具有可接受的品質。製程經成功的確效後，可減少對中間產品與最終產品作密集的例行性測試。一般而言，對最終產品的測試乃是為了確保產品符合品質之規定，是以確效與最終產品之測試是相容的。

製藥廠應先編訂書面確效計畫書，其中列有預訂要測試的項目與相關方法及預計要收集的數據，收集數據之目的必須明確，數據應為能反映事實並經細心與準確地收集。計畫書中應明確說明適當次數的反覆試驗，俾能展現再現性以及顯示連續性作業時的變異性。上述試驗的測試條件應該涵蓋整個製程與製程條件的上限與下限，以及即使在標準作業程序條件內時，仍比理想條件下有最大的機會發生製程或產品失敗的條件；後者即為習知的"最差狀況"條件（有時候被稱為"最適宜之挑戰"條件）。確效文件中應記載各項原物料的適合性及設備與系統之性能與可靠性等的證據。

確效時應監測重要的製程變數並記錄之。將監測過程收集的數據加以分析，可得各次生產作業時之製程因素的變異性，並可確認設備與製程管制是否能足供確保產品能符合規格。

最終產品與製程中測試的數據在製程確效時甚具參考價值，尤其品質屬性與變異性。當最終產品（或製程中）的測試無法供適當的評估產品屬性時，製程確效則主要應由製造過程的每個系統驗證探討，並進而研究各系統間之交互作用。

第三節　品質獎

一、國家品質獎

我國經濟部為協助企業加速整體品質升級，提高國際競爭能力，也於1990年經行政院正式立案，設立了「國家品質獎」。其設立之宗旨為：「樹立一個最高的品質管理典範，讓企業界能夠觀摩學習，同時透過評選程序，清楚的將這套品質管理規範，成為企業強化體質，增加競爭實力的參考標準」。國家品質獎自設立以來，樹立品質管理典範，帶動企業追求卓越，建立「品質第一」的形象，已大幅提升我國產品的競爭力，而日受國際市場的肯定。

　　國家品質獎的設置，旨在獎勵推行全面品質管理具有卓越績效的企業及個人，也鼓勵得獎者成為標準學習的對象。藉此，激發社會追求高品質、高品級的風氣，樹立品質管理的典範，及建立企業和國家優良形象，使我們成為現代化和高品質的國家。

（一）國家品質獎的評審項目（七大項目）

1.經營理念與價值觀

(1) 經營理念、目標與策略。

(2) 組織使命與願景。

(3) 高階經營層的領導能力。

(4) 全面品質文化的塑造。

(5) 社會責任。

2.創新與策略管理

(1)創新價值。

(2)經營模式與策略規劃。

(3)策略執行與改進。

3.顧客與市場發展

(1)產品(服務)與市場策略。

(2)顧客與商情管理。

(3)顧客關係管理。

4.人力資源與知識管理

(1)人力資源規劃。

(2)人力資源開發。

(3)人力資源運用。

(4)員工關係管理。

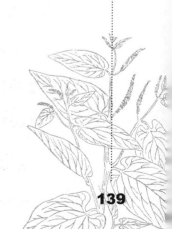

(5)知識管理。

5.資訊策略、應用與管理

  (1)資訊策略規劃。

  (2)經營目標與執行策略。

  (3)資訊應用。

6.流程(過程)管理

  (1)產品流程（過程）管理。

  (2)支援性活動管理。

  (3)跨組織關係管理。

7.經營績效

  (1)顧客滿意度。

  (2)市場發展績效。

  (3)財務績效。

  (4)人力資源發展績效。

  (5)資訊管理績效。

  (6)創新及核心競爭力績效。

  (7)社會評價（品質榮譽）。

（二）榮獲國家品質獎實質效益

1.可能可以獲得高投資利潤之報酬。

2.可以獲得顧客滿意的保證。

3.能夠與顧客保持良好之關係。

二、經濟部部長品管獎

1976年，爲配合政府加強推動品管政策與鼓勵公民營企業機構全面實施

品管工作，以提高產品品質，確保國際聲譽。經呈准設置「經濟部部長品管獎」，簡稱「部長品管獎」。

經濟部部長品管獎的評審項目：

1.研究開發

(1)新產品。

(2)製造技術。

(3)品質改善。

(4)競爭商品之分析。

(5)市場調查。

2.可靠度作業

(1)可靠度計畫與作業方法。

(2)可靠度測試技術及設備。

(3)可靠度估算及驗證。

(4)失效分析及改正作業。

3.進料管制

(1)採購與驗收程序。

(2)檢驗規範。

(3)供應廠商評估與選擇。

(4)供應廠商管制與輔導。

(5)物料管理。

4. 製程管制

(1)製程品質管制。

(2)作業標準。

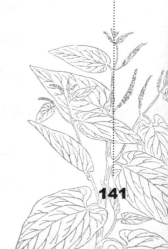

(3)製程能力研究。

(4)異常處理。

5.成品與儲運管制

(1)檢驗作業程序。

(2)檢驗規範。

(3)檢驗報告。

(4)成品品質。

(5)包裝管理。

(6)倉儲管理。

(7)搬運管理。

6.市場品質

(1)市場品質評價。

(2)售後服務。

(3)抱怨分析處理。

(4)產品安全與責任。

7.品質成本

(1)品質成本制度。

(2)品質成本報告。

(3)品質成本分析與運用。

(4)品質成本實施績效。

8.品質資訊系統

(1)品質資料管理。

(2)品質資料分析與運用。(3)品質作業電腦化。

9.其他品管特點

第四節 其他標準

一、正字標記

正字標記係我國政府為推行中國國家標準（Chinese National Standards，CMS），表彰產品品質符合CNS之標記。係依「標準法」及「正字標記管理規則」為法源依據。

正字標記核准要件為：

1.工廠品質管理系統經評鑑取得ISO 9001認可登錄者。

2.產品經檢驗符合CNS國家標準者。

　正字標記對獲驗證企業所能產生之效益

3.不僅彰顯取得之產品品質符合中國國家標準，且品質管理系統亦符合國際品質保證制度。

4.廠商藉由正字標記之信譽，爭取顧客信賴拓展市場；消費者經由辨識正字標記，簡易購得合宜之優良產品，權益獲得保障。

5.採購規格即符同於指定為國家標準，可保障採購規格之妥善、週延性。

6.可確保廠商之製造、品質水準，以及產品之優良品質，而非僅限於價格競爭。

二、食品GMP標誌

"GMP"「優良製造標準」因為用在食品的管理，所以我們稱作食品GMP。

（一）推行食品GMP的主要目的

1.提高加工食品之品質與衛生安全。

2.保障消費者與製造業者之權益。

3.強化食品製造業者之自主管理體制。

4.促進食品工業之健全發展。

（二）食品GMP標誌依據食品良好作業規範（GMP）推行方案，其基本原則為：

1.食品GMP之推行，採認證制度，由業者自願參加。

2.食品GMP之訂定分通則與專則兩種，通則適用所有食品工廠，專則依個別產品性質不同及實際需要予以訂定。

3.食品GMP產品之抽驗方法，訂有中國國家標準者應從其規定，未訂者得參照政府檢驗單位或學術研究機構認同之方法。

三、HACCP

危害分析和重要管制點（Hazard Analysis and Critical Control Point；HACCP），是一種預防性的食品衛生安全之品質管制系統，此系統先分析整個食品製造過程中可能存在的危害，並於製程中尋找重要控制點，然後訂定方法於製造時予以控制，使危害不致發生在最後的成品中，以保障消費者的健康與安全。由於HACCP強調前製程監控勝於最終產品檢驗，係專為減少食品安全危害而發展的一套預防管理系統，其有助於食品業自主衛生管理的措施。HACCP之要求包括七大要素，為危害分析及危害程度評估、重要管制點、管制界限、監測方法、建立矯正措施、建立資料記錄及文件保存、建立確認程序等。

（一）HACCP特點：

1.HACCP是預防性的食品安全保證體系，但它不是一個孤立的體系，必須建築在良好操作規範（GMP）和衛生標準操作程式（SSOP）的基礎上。

2.每個HACCP計劃都反映了某種食品加工方法的專一特性，其重點在於預防，設計上防止危害進入食品。

3.HACCP不是零風險體系，但使食品生產最大限度趨近於零缺陷。可儘量減少食品安全危害的風險。

4.恰如其分的將食品安全的責任歸於食品生產商及食品銷售商。

5.HACCP強調加工過程，需要工廠與政府的交流溝通。政府檢驗員通過確定危害是否正確的得到控制來驗證工廠HACCP實施情況。

6.克服傳統食品安全控制方法（現場檢查和成品測試）的缺陷，當政府將力量集中HACCP計劃制定和執行時，對食品安全的控制更加有效。

7.可使政府檢驗員將精力集中到食品生產加工過程中最易發生安全危害的環節上。

8.HACCP概念可推廣延伸應用到食品品質的其他方面，控制各種食品缺陷。

9.HACCP有助於改善企業與政府、消費者的關係，樹立食品安全的信心。

(二) HACCP的七項原則步驟

1.確認製造流程圖：從原材料進貨到成品供應，建立一套製備流程，以便分析危害可能發生的種類，決定重要管制點的優先順序。

2.危害分析(HA)：分析製備過程中可能發生的危害，包括食勤人員的衛生、食物間的相互污染、工作動線等。

3.判定製程中之重要管制點（CCP）：CCP指任何可能的場所、操作方法、保存條件，予以管制可明顯減低或祛除危害的發生。

4.設立控制界限：針對各個已經決定的CCP，設立管制方法與標準。

5.建立重要管制點(CCP)監測方法：確定重要管制點的操作在管制標準內，監視方法主要以簡易檢查（目視、品評、嗅覺、觸覺）為主。

6.建立矯正措施：若發現CCP失控，則立即採取矯正措施。

7.建立紀錄系統：利用格式化的表格或電腦系統將執行HACCP的所有紀錄及檢查表建立檔案，以便日後做為改進參考或追查成品缺失之用。

四、ISO 17799

　　ISO/IEC 17799之國際標準，為目前國際上最知名安全規範，它廣泛地涵蓋了所有的安全議題，可以適用於各種產業與所有的組織與機構，是一個非常詳盡甚至有些複雜的資訊安全標準。BS 7799包含了所有最先進企業安全政策，從安全政策的擬定、安全責任的歸屬、風險的評估、到定義與強化安全參數及存取控制，甚至包括防毒的策略。

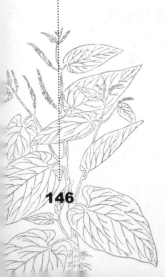

第九章
統計製程管制

【摘　要】

第九章 中藥品質管制

中藥爲取自動、植、礦物類之天然物，其品質純度規格等之管理不若西藥之純化合物。藥材之品質及成分之含量受產地、季節、氣候、土壤之影響，加上主要出產地爲中國大陸地區，品質掌控不易，然而以藥物品質管理之立場，其有效性、安全性及均一性仍不可忽略，因此必須建立完整之品質管理機制。中藥既爲天然物，欲獲得優良品質自應由原料、製程至產品全程實施品質管理。

第一節　中藥材品質管制

中藥材之品質管制項目包括下列各項：

1.基原：藥材之植物學名，藥用部位。

2.性狀：藥材之形狀、組織及粉末之顯微鏡檢查以及色、臭、味等。

3.異物試驗：中藥混入物之試驗。

4.鑑別試驗：利用薄層層析法。

5.雜質檢驗：灰分、酸不溶性灰分、乾燥減重、重金屬。

6.含量測定：水抽提物、稀醇抽提物、精油含量、定量試驗。

一、基原鑑定

中藥的原植（動）物鑑定，是應用分類學的方法，把各種植（動）物藥的生物來源加以科學鑑定，確定學名。這是中藥鑑定研究的首要工作，也是中藥資源開發、利用的依據。

藥材的正確性是品質保證的第一步。然而仍有少數藥廠或因品管人員不足或因品管人員對於藥材鑑別能力尚嫌不足，致使仍有部份原料藥材發生誤用或混用情形，因此藥材鑑別之訓練有待加強，以提昇其鑑別能力。基原鑑定，有三種方法：性狀鑑別、顯微鑑別、化學鑑別。

台灣市售中藥因為下列因素，造成容易誤用的情形：

1.由於古代文獻藥材植物形態的描述不夠詳細。

2.中藥品種繁多，產地廣闊，地區用藥名稱及使用習慣不盡相同。

3.類用品、代用品和民間用藥不斷出現，致使中藥材的同名異物，品種混亂的現象普遍存在。

4.台灣市售中藥材誤用、混用的情形也頗為嚴重。

5.同名異物或同物異名常造成很大的困擾。

（一）性狀鑑別

利用人的感官，即用看、摸、聞、嘗等方法，觀察藥材的形狀、大小、色澤、表面特徵、質地及折斷面特徵，並辨別其氣味，以鑑定其真實性和純度。這種方法具有簡便、易行、迅速的特點。

觀察外形時，常用頭（根、根莖的上端）、蘆（根端短縮的根莖）、身（主根部分）、梢（根下部或支根）、鬚（根鬚或小根）、紋、皺、槽、溝、連珠（根、根莖膨大部成連珠狀）等描述；觀察斷面特徵或飲片時，常用心（中心部）、菊花紋、車輪紋、雲紋、網紋、朱砂點、粉塵（指澱粉）、霜（指析出的結晶）等詞形容。

經驗鑑別認為黨參是皮鬆肉緊有獅子頭；何首烏斷面有雲紋（皮部有異型複合維管束）；蒼朮斷面有朱砂點（棕紅色油室）；丹皮以皮細肉厚，亮星點（丹皮酚結晶）多者為佳等，都與組織構造特徵及所含化學成分有關，有一定的科學意義。

（二）顯微鑑別

中藥的顯微鑑定，主要是利用顯微鏡觀察藥材的內部組織構造及細胞內含物，描述顯微特徵，以鑑定藥材的真實性和鑑別類似品、代用品的一種方法。通常應用於單憑性狀不易識別的藥材、性狀相似不易區別的多來源藥材、切碎的和粉末狀態的藥材，以及分析鑑定用粉末藥材製成的中藥成方製劑等。

（三）化學鑑別

　　利用藥材中存在的某種化學成分的性質，通過化學方法或儀器分析來鑑定藥材的真僞和純度。

　　近幾年來，理化分析鑑別已成爲中藥材和中藥製劑品質評價和真僞鑑定的重要檢驗方法。薄層層析和掃描、氣相層析、高效液相層析等已廣泛應用於中藥之鑑別。

二、乾燥減重

　　藥材中水分含量的多少，是貯藏過程中保證品質的一項重要條件，水分含量超過一定限度，藥材容易霉壞，且能使有效成分分解。規定藥材的水分限度是爲了保證藥材所含水分不因超過限度而發霉變質。水分測定的方法分烘乾法和甲苯法。供測定的藥材樣品，一般先破碎成直徑不超過3mm的顆粒或薄片，直徑在3mm以下的花類，種子和果實類藥材，可不破碎。

三、灰分測定

　　藥材中灰分的來源，包括藥材經灰化後的不揮發性無機鹽，及藥材附著或摻雜的不揮發性無機鹽類。同一品種的同一藥用部分，其固有的灰分量應該近似，故規定藥材的灰分限度，可鑑別藥材品質及潔淨程度。"灰分"包括總灰分及酸不溶性灰分等。總灰分係藥材完全灰化後的不揮發性無機物。

四、酸不溶性灰分

　　酸不溶性灰分係指總灰分中不溶於酸（稀鹽酸）的灰分，酸不溶性灰分的限制，對容易附帶泥沙的藥材質量特別重要（稀鹽酸之配製：取236mL HCl加水至1000mL）。

五、稀醇抽提物

　　對藥材的成分尚不清楚或尚無確切的測量方法時，則可依據已知成分的溶解性質，選擇適當的溶劑作浸出物的含量測定，以判定藥材的品質。通常選用一定濃度的乙醇(50%)，作浸出物測定，凡供測定的藥材樣品，均須粉碎使能通過2號篩，並混合均勻。

第二節　中藥製劑品質管制

中藥製劑之品質管制項目包括下列各項：

1.成分：全處方內容量規格。

2.性狀：外觀、顏色、形狀、臭、味。

3.一般檢查：重量差異、崩散度、平均重量、pH值、比重、尺寸。

4.鑑別試驗：利用薄層層析法。

5.雜質檢查：乾燥減重、重金屬、灰分、酸不溶性灰分。

6.含量測定：水抽提物、稀醇抽提物含量、含糖量、含醇量。

7.指標成分含量：濃縮製劑制訂指標成分定量法及規格(2001年起)。

一、中藥基準方

中藥基準方，係參考歷代固有典籍記載及現代用藥情形，製定標準方，目的在使國內中藥製造業者，在申請製造時，有相同的固有典籍、固有處方的依據，使中藥藥政管理較易掌握，提升中藥品質。標準方有處方出典、方劑中藥種類、劑量、效能、適應症、用量及注意事項等。1995年8月公告「六味地黃丸」等一百方中藥基準方，2000年6月又公告「聖愈湯」等中藥基準方一百方，合計二百方。

中藥酒劑基準方，共計22種中藥標準方:如十全大補藥酒、五加皮藥酒、史國公去虎脛骨藥酒、虎骨木瓜藥酒去虎骨等。除22種中藥標準方外，其餘均屬再製酒中的藥味酒，列入菸酒管理法規範。

二、劑型分類（參閱附錄2）：

1.丸劑。

2.散劑（內服）。

3.碎片劑。

4.丹劑。

5.粉劑（外用）。

6.膏滋劑。

7.膏藥劑（外用）。

8.油膏劑（外用）。

9.中藥酒劑。

10.外用液劑。

11.內服液劑。

12.糖漿劑。

13.濃縮製劑（丸、散、顆粒、錠劑、膠囊劑等）。

三、中藥製劑基準（參閱附錄3）

1.丸劑製劑基準。

2.散劑製劑基準。

3.膏滋劑製劑基準。

4.中藥酒劑製劑基準。

5.糖漿劑製劑基準。

6.中藥濃縮製劑基準。

中藥酒劑基準方

1.除需檢附原檢驗規格及方法外，並應加作處方中二個指標成分之高壓液相薄層析法（HPLC）之定量分析。

2.製造方法以傳統浸泡或藥典規定之滲漉法為主，倘擬改變製造方法，需提供製程改變之充分學理依據，以及成分、毒理、藥理及藥效等充分說明。

3.調製中藥酒劑所使用酒之種類，得視需要自行選用。

4.各藥廠如擬研製較易讓服用者接受之低含醇量製劑時，應先自行評估其安定性，以及添加防腐劑之用量及安全性，防腐劑需符合食品添加物容許含量規定。

5.添加矯味劑之種類及其含量，由各藥廠依芳香佐劑添加之原則，自行研製，惟應提供其文獻資料供查核

四、重量差異試驗

1.液劑、散劑、濃縮（散、顆粒、細粒）劑之內容量須在標誌量以上。

2.錠劑及膠囊劑應依中華藥典第三版訂定。

3.丸劑之重量差異百分率之限度規定偏差以10%，最大規定偏差以20%為最低標準。

五、異物試驗

異物試驗包括西藥、重金屬、微生物、燻硫磺、黃麴毒素、農藥等。

自2004年1月，杜仲、枇杷葉、肉桂、桂枝、桂皮、白及及五加皮等七種中藥材，須加做重金屬 (鎘、鉛、汞) 檢測，其限量標準為：鎘（Cd）0.6ppm以下、鉛（Pb）5ppm以下、汞（Hg）0.5ppm以下。

六、保育類中藥材

1.保育類中藥材計有穿山甲、熊膽、麝香、羚羊角、龜板，但其基原(學名)非屬保育類中藥材者，則無須辦理變更登記。

2.持有含保育類中藥材之許可證者，應將該成分刪除。

3.使用基原（學名）非屬保育類中藥材之羚羊角及龜板，應保留來源憑證，以供查核。

七、中藥傳統劑型（丸、散、膏等）應進行鑑別試驗之藥材（表9-1）

表9-1. 應進行化學鑑別試驗之藥材

藥材名稱	成分
龍骨	鈣鹽
牡蠣	鈣鹽
石膏	鈣鹽
黃丹	鉛鹽
密陀僧	鉛鹽
氧化鋅	鋅鹽
滑石	鎂鹽、矽酸鹽
明礬	鋁鹽、硫酸鹽
硃砂	汞鹽（含量測定）

八、TLC鑑別

（一）中藥製劑如有下列組成之藥材應制訂TLC鑑別

1. 收在於中藥典範及日本藥局方第11版有TLC鑑別法之藥材: 黃連、黃柏、薄荷、紅花、丁香、人參、甘草、黃芩、葛根、桂皮、柴胡、芍藥、生薑、乾薑、大黃、番椒、牡丹皮、蘆薈。

2. 臨床常用之中藥材: 蒼朮、白朮、芎藭、當歸、龍膽、梔子、茵陳蒿、陳皮、枳實、枳殼、冰片、延胡索、附子、杏仁、桃仁、麻黃、丹參、苦參、秦艽、厚朴、地黃、薄荷腦。

3. 薄層層析鑑別藥材數目，應達處方中藥材數目二分之一以上，若前兩類藥材數目於處方中仍未達二分之一時，應另行選定使其總數達二分之一以上。

4. 若能取得成分對照品時，應於檢驗時用以對照鑑別，若無成分對照品時，應選定具有特殊性之斑點，作為鑑別之依據。

5. 比對時應製作空白對照試驗

（二）檢驗結果應列有下列資料

1. 檢體取量。

2.檢液配製方法。

3.薄層板規格大小。

4.檢液點注量。

5.展開溶媒。

6.展開距離。

7.檢出方法。

8.斑點特徵及Rf值。

9.操作人員姓名及日期。

（三）TLC鑑定可在同一薄層層析板操作之藥材

1.黃連、黃柏。

2.生薑、乾薑。

3.當歸、川芎。

4.陳皮、青皮、橘皮、枳殼。

5.杏仁、挑仁。

6.生地黃、熟地黃。

7.芍藥、牡丹皮。

8.川烏、草烏。

9.天門冬、麥門冬。

（四）增補應制訂TLC鑑定之藥材

1.桂皮：桂枝、肉桂、桂心

2.陳皮：青皮、橘皮

3.附子：烏頭(草烏、川烏)

（五）中藥膏劑之檢驗

現階段有關中藥膏劑之檢驗，可僅就製程中熬液後加入之成分（如薄荷腦、冬綠油等）進行薄層層析檢驗。

九、中藥濃縮製劑制訂指標成分定量

（一）中藥濃縮製劑制訂指標成分定量法及規格注意事項

1. 指標成分係指為確保中藥濃縮製劑半製品、成品與標準湯劑具有同等性而做為定量指標之成分。指標成分之選擇以具有生理活性成分為原則，若其生理活性成分無法測定者，可另設定其他定量之成分。

2. 標準湯劑係以處方一日量藥材加二十倍量水，煮沸30分鐘以上，直至煎煮液為原加入水之半量之湯液謂標準湯劑。

3. 每一處方中應選擇來自不同原料藥之二種以上指標成分予以定量。

4. 一日量製劑之指標成分之規格範圍應為標誌量之±50%以內，且其規格範圍之下限值不得低於標準湯劑下限值之70%。該值由業者依多批次原料藥材及標準湯劑之移行率自行設定。

5. 制定製劑規格範圍時，應有至少三組不同批次原料藥材所調製之標準湯劑及成品指標成分定量之數據及層析圖譜，每組數據係為分析三次之平均值。

（二）指標成分定量方法及規格中應檢附之資料應包括下列各項：

1. 檢液之配製及計算式。

2. 標準品溶液之配製法及標準曲線之製作（含線性迴歸方程式，$Y = mx + b$，及相關係數）。

3. 高效液相層析條件（含層析管、移動相、流速、檢測器及注入量）。

4. 高效液相層析圖譜（含標準湯劑、其對照空白湯劑及成品製劑）。

5. 使用精確度類似之儀器時檢附資料比照上列項目。

（三）應依藥濃縮製劑制訂指標成分定量之方劑

自2001年1月起，申請葛根湯、小膏龍湯、加味消遙散、桂枝湯、甘露飲、麻杏甘名湯、補中益氣.湯、六味地黃丸、黃達解毒湯、獨活寄生湯等十方濃縮製劑之國產及輸入新案藥品查驗登記及藥品許可證有效期間展廷時，應依藥濃縮製劑制訂指標成分定量法及規定注意事項辦理。

自2003年2月起，知柏地黃丸、龍膽瀉肝湯、辛夷清肺湯、血府逐瘀湯、杞菊地黃丸、消風散、清心蓮子飲、四逆散、定喘湯、柴葛解肌湯等十方濃縮製劑之國產與輸入藥品查驗登記新申請案及藥品許可證有效期限屆滿申請展延，應依附件「中藥濃縮製劑制定指標成分定量法及規格注意事項」之規定，單味濃縮製劑亦應比照上列有關注意事項定量一種以上之指標成分，惟經認定可免除者不在此限。

十、新藥臨床試驗中有關化學及製程管制(CMC)之規範（附錄7）

1. 中藥新藥臨床試驗包括藥品之新療效、新使用途徑、新藥材、藥材新藥用部位以及新複方。

2. 使中藥研發篩選、臨床試驗有良好的再現性。

3. 建立中藥化學及製造管制之規範（Chemistry, Manufacturing, and Control；CMC）。

4. 確立中藥材之正確基原，半製品和成品品質管制系統，以達到中藥製品品質之一致性。

第三節　中藥摻加西藥成分檢驗

中藥使用天然藥物，其成分不似西藥之單純且常以複方使用之。一般民眾認為中藥作用較為緩和，副作用較少；再者，目前之西藥對於諸多疑難病症，仍有其極限，因此，有相當多的病患轉而使用中藥，甚至求助秘方、偏方，然而，常有不肖之徒藉上述情況，而於中藥製劑中摻加西藥。

如果在不知情下而長期服用摻有西藥成分之中藥，對身體健康不無影響，中西藥之間的交互作用問題，是否會造成相加作用或相乘作用，甚至相互拮抗或產生毒性，值得深思。而其用藥方法、使用劑量正不正確等種種問

題，也須深入研究。尤其服用之中藥製劑中如果含有毒性、或者副作用較強之中藥，造成之危害恐怕更為顯著。

因此行政院衛生署為保護國民之用藥安全，不准許中醫師處方使用西藥，藥品查驗登記審查原則上也不核准中藥製劑之處方添加西藥。而為配合行政管理取締非法，中藥摻加西藥之檢驗，一向為藥物食品檢驗局之重點工作。自民國六十三年起，藥物食品檢驗局於其前身台灣省衛生試驗所時期，即著手中藥摻加西藥之檢驗研究及調查。統計自六十四年至七十年間，受理由司法、警察及有關衛生行政機關送驗之中藥製劑3372件，其中214件檢出摻有未經核准的西藥成分。

在美、日、澳、加等工業發達之國家，亦曾針對中藥中摻加之西藥成分所造成之後遺症，及對這些西藥成分所進行之分析。在副作用方面，如報告因服用摻加aminopyrine及phenylbutazone而引起之顆粒性白血球缺乏症（agranulocytosis）；風濕、氣喘及背痛患者因服用摻加了phenylbutazone及類固醇之中藥而引起顆粒性白血球缺乏症及月亮臉等之副作用。

在分析方面則有報告以氣相層析質譜儀（GC/MS）分析中藥中摻加之aminopyrine、phenylbutazone及dexamethasone、betamethasone等類固醇；以薄層層析法（TLC）篩檢中藥製劑中摻加之acetaminophen、chlordiazepoxide、prednisolone、theophylline等十七種西藥成分。報告以GC/MS及高相液相層析法（HPLC）分析黑藥丸中摻加之diazepam、diclofenac、indomethacin及mefenamic acid西藥成分。

中藥摻加西藥係屬違法行為，故在檢驗上只進行定性試驗，而且為因應龐大之檢體數量，檢驗方法以TLC篩檢後，再輔以紫外光分光法（UV），或GC/MS等加以確認。近年來進一步開發建立HPLC或毛細管電泳層析（HPCE）之定性定量方法，可同時分析多種西藥成分，對於篩檢該類製劑則更趨迅速、精準，並對部分檢出西藥成分之檢體加以定量，俾以了解其摻加劑量之情形。

中藥製劑中摻加西藥成分，非獨國內之衛生管理問題，也為先進國家所重視，建立更完整且系統性的檢驗方法，有助於中藥製劑中摻加西藥成分之分析，更是刻不容緩之工作。中藥摻加西藥之檢驗工作仍將持續進行，而建立多樣化的檢驗方法，也勢在必行，尤其是針對摻有多種西藥成分之檢體。未來將建立一種以SPE作西藥成分之萃取方法，以系統性的分析篩檢酸性、

中性及鹼性西藥成分，應屬可行；而建立所有檢驗類別之分析方法也應持續進行；此外LC/MS及GC/MS作為此類檢體之篩檢，具有實用化及簡單化之價值。

一、早期的檢驗研究

從早期以開發中藥摻加西藥篩檢方法開始，建立感冒咳嗽類、風濕鎮痛類、補腎滋養類、調經理帶類、解毒類、精神神經安定類及降壓利尿類等治療類別中藥製劑摻加西藥之檢驗方法，累積多年之經驗對各類別方法加以評估，編印成冊，該專輯係就中藥摻加西藥檢驗之初步篩選步驟，以TLC 及UV 確認之方法彙集而成；而後有系統地建立其檢驗數據及圖譜，作為例行性檢驗之參考，共包含感冒類、氣喘類、風濕類、類固醇類、精神神經安定類、小兒驚風類、解毒抗過敏類、降壓利尿類、補腎滋養類、減肥類、健胃類、調經理帶類、治腎臟病類、蛋白同化賀爾蒙類、抗癲癇及鎮痙類、鎮吐類、治糖尿病類、治血管硬化類、治尿酸及痛風類與治心臟病類等二十種類別。

透過市售品調查了解某種類別之製劑或提供藥品場所之違法摻加情形，調查結果發現，以風濕鎮痛類中藥檢出西藥成分之比例最高。分析歷年來中藥中檢出西藥成分，其經常檢出之成分依序為caffeine、acetaminophen、hydrochlorothiazide、indomethacin及diazepam。分析八十六年度至九十年度中藥檢出西藥之情形，其平均檢出率分別為6.0、7.3、8.0、15.1及15.3%。

二、中藥摻加西藥檢驗之困難與挑戰

中藥摻加西藥檢驗是一個有別於西藥或中藥檢驗之領域，其困難，係因所面對的檢體，其所含的西藥，甚至其中藥基質（base）為何，皆是全然未知的。其挑戰，是如何除去複雜的中藥，留下西藥成分，並進一步分析，這些困難與挑戰簡述如下：

1.中藥製劑通常使用複方，而中藥材本身使用的化學成分相當複雜，而這些成分恐會干擾西藥成分之分析，因此，經由適當的萃取，以除去中藥之干擾，對於西藥成分之分析，例如使用固相萃取法（SPE），應有很大的幫助。

2.經常檢出西藥成分之檢體劑型，包括丸、散、膠囊、液劑及藥膏等，除丸、散、膠囊，較易以溶媒萃取外，液劑（包括糖漿、藥酒）則因

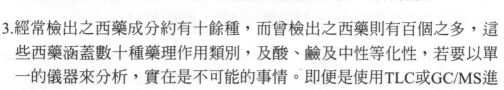

含量低，需經過萃取，再經濃縮以進行檢驗，藥膏（包括藥膠布）則因其含臘質等賦形劑，而需用適當的溶劑除去後，再行檢驗。

3.經常檢出之西藥成分約有十餘種，而曾檢出之西藥則有百個之多，這些西藥涵蓋數十種藥理作用類別，及酸、鹼及中性等化性，若要以單一的儀器來分析，實在是不可能的事情。即便是使用TLC或GC/MS進行篩檢，也是困難重重。

4.隨著新藥之發展，如sildenafil citrate（Viagra）及sibutramine（Meridia）等西藥，也曾多次檢出，因此，檢驗人員需與時代接軌，隨時掌握新的藥品資訊與新的檢驗方法。

5.建立檢驗方法時，需選擇其所欲檢驗之西藥藥理作用類別，或與主治效能相符之中藥方劑，當作基質，此方劑稱爲「模擬方劑」（model preparation），作爲添加試驗之用，以模擬西藥成分摻加於中藥製劑之情況。

6.中藥摻加西藥之檢出成分，與指定檢驗或中藥檢體之主治效能經常毫無關係，例如指定檢驗風濕鎮痛，卻檢出利尿劑、抗組織胺劑、鎮咳劑等，不按牌理出牌之情形，相當普遍。

7.分析歷年之檢體結果發現，不合格檢體中每件檢體中檢出西藥個數，以檢出四種西藥成分最多，另檢出八種以上西藥成分亦占了12.8％，大體而言，西藥製劑除了複方維他命外，大多爲單一成分，即使是複方，亦鮮有超過四個成分。

基於上述七點，與西藥製劑或中藥製劑比起來，中藥摻加西藥之檢驗複雜的多。

三、近期的檢驗研究

（一）利用HPLC開發中藥摻加西藥之檢測方法：

利用HPLC分析篩檢十七種經常於風濕鎮痛類中藥製劑中檢出之西藥成分，包含十種非類固醇類鎮痛消炎劑 acetaminophen、aminopyrine、bucetin、ethoxybenzamide、indomethacin、ketoprofen、mefenamic acid、phenylbutazone、piroxicam及salicylamide；二種類固醇dexamethasone及prednisolone；二種肌肉鬆弛劑chlormezanone及chlorzoxazone；利尿劑

hydrochlorothiazide；鎮靜安眠劑diazepam及中樞神經興奮劑caffeine，本法選用235 nm之波長，以篩檢各成分，且輔以光二極體陣列檢出器檢視波峰之成分，在研究中並實際分析三種中藥丸檢體，效果優於TLC方法。

以HPLC分析七種磺胺藥：sulfadiazine、sulfamerazine、sulfamethazine、sulfamethoxypyridazine、sulfamethoxazole、sulfisoxazole及sulfadimethoxine摻加於中藥模擬方劑，並以上述方法定量分析市售之二種治療性病之中藥粉檢體中摻加之sulfamethoxazole西藥成分，結果發現患者所服食之sulfamethoxazole之量，實不符化學療法之起始及維持劑量，且磺胺藥本身並無抗病毒感染之作用，用於感染JQ疹之患者而言，實不具意義。

利用HPLC分析四種殺滴蟲劑：aminitrozole、metronidazole、ornidazole及tinidazole，摻加於中藥模擬方劑。本研究以桂枝茯苓丸為中藥模擬方劑，確定方法之精準性，並以上述方法定量分析市售之中藥丸中摻加之tinidazole。

以HPLC分析中藥粉中摻加之心臟病藥nifedipine，分析結果每公克中藥粉中含nifedipine 12.1 mg，如依中藥之服用法，恐有超量之虞。

運用HPLC分析三種男性賀爾蒙：fluoxymesterone、methyltestosterone及testosterone摻加於中藥模擬方劑(八珍湯)，確認方法之精準性，並以上述方法定量分析市售之四種膠囊中摻加之methyltestosterone西藥成分。

以固相萃取法 (SPE)前處理及HPLC分析中藥製劑中摻加之五種支氣管鬆弛劑：Caffeine、theophylline、theobromine、diprophylline及proxyphylline西藥成分，SPE管柱使用C$_{18}$充填之管柱，檢體經SPE前處理後，上述五種成分之分析則不受干擾，以三種市售中藥製劑小青龍湯、麻黃湯及杏蘇飲作為模擬方劑，由其回收率之結果，顯示準確性可以接受，以此方法定量分析四件含theophylline或diprophylline之檢體，結果亦佳。

以SPE前處理及HPLC分析中藥製劑中摻加之八種類固醇：betamethasone、cortisone acetate、dexamethasone、hydrocortisone acetate、methylprednisolone、prednisolone、prednisone及triamcinolone西藥成分，SPE之萃取管柱使用silica gel，萃取管以甲醇活化及檢體以二氯甲烷及異丙醇(6:4) 沖提之回收率最佳。以三種市售中藥製劑小青龍湯、獨活寄生湯及八珍湯，作為模擬方劑之回收率，除cortisone acetate之回收率較差外 (平均67.0%)，其他則大約在90 %以上。以此方法方析一種來自東南亞的中草藥檢體

中之prednisone，結果良好。

以GC/MS、液相層析/質譜/質譜儀（LC/MS/MS）及HPLC分析一種大陸中藥中摻加之methyltestosterone及sidenafil citrate (Viagra)西藥成分，實驗結果顯示以LC/MS/MS鑑定sidenafil citrate，以GC/MS鑑定methyltestosterone結果良好，並以HPLC定量分析此檢體，結果甚佳。

（二）利用HPCE開發中藥摻加西藥之檢測方法：

以HPCE分析十四種經常於風濕鎮痛類中藥製劑中檢出之西藥成分，包含九種非類固醇類鎮痛消炎劑acetaminophen、aminopyrine、bucetin、ethoxybenzamide、 indomethacin、 ketoprofen、 mefenamic acid、phenylbutazone及diclophenac sodium，二種類固醇dexamethasone、prednisolone，肌肉鬆弛劑chlorzoxazone，鎮靜安眠劑diazepam及中樞神經興奮劑caffeine，以獨活寄生湯為模擬方劑以確認方法之精準性，並以上述方法定量分析二種市售中藥丸中摻加之acetaminophen、caffeine、phenylbutazone、prednisolone西藥成分及aminopyrine、caffeine、ethoxybenzamide西藥成分。

以HPCE及GC/MS分析減肥中藥中摻加之clobenzorex及diazepam西藥成分。clobenzorex係屬amphetamine-like之食慾抑制劑，為本國未核可上市之西藥成分，故檢驗該疑似摻加clobenzorex之中藥粉時，先經萃取、分離、濃縮及精製等步驟，再進行紅外線光譜分析、核磁共振測定及質譜分析等解析，予以比對確認，並建立其HPCE之定性定量方法。

以SPE前處理及HPCE分析中藥製劑中摻加之六種減肥藥：clobenzorex、diethylpropion、fenfluramine、methamphetamine、phenylpropanolamine及phentermine西藥成分，SPE之固相萃取管使用 mixed adsorbent C_8-SCX（Evidex, J&W Scientific），檢體經SPE前處理後，上述六種成分之分析則不受干擾。以市售中藥製劑（防風通聖散），作為模擬方劑，其回收率顯示準確性可以接受，以此方法定量分析四件含fenfluramine、clobenzorex或diethylpropion之檢體，結果亦佳。

以HPCE分析中藥製劑中摻加之六種胃腸藥：cimetidine、homatropine、metoclopramide、pirenzepine、ranitidine及scopolamine butylbromide西藥成分。六種西藥成分之分析，可於7分鐘內完成。以市售中藥製劑小建中湯，

作爲模擬方劑，其回收率顯示準確性可以接受。

以HPCE分析中藥製劑中摻加之四種糖尿病口服藥：acetohexamide、chlorpropamide、glybenclamide及tolbutamide 西藥成分。四種西藥成分之分析，可於4分鐘內完成。市售中藥製劑（六味地黃丸），作爲模擬方劑，由其回收率之結果，顯示準確性可以接受，以此方法定量分析含glybenclamide之大陸藥檢體，結果亦佳。

第四節　中藥重金屬檢驗

一、中藥與微量元素

中醫藥是我們祖先累積數千年臨床經驗之寶貴遺產，中藥在治療上具有獨特的理論體系、巧妙的複方配伍與使用方法。中藥早爲國人生活的一部份，不論是用於醫療或保健，均廣爲民間所使用。

中藥之療效與其所含之微量元素有密切的關係，目前對中藥的研究大都集中在有機活性成分之分離及作用機轉之探討，但對中藥中微量元素之探討則相對較低。近來由於環境污染，形成中藥材重金屬含量的差異，加上國人習慣性中藥爲長期使用性，因此中藥材中重金屬之含量，實有深入研究之必要。

目前，世界上許多國家對含有重金屬的中成藥禁止進口，但應用含有微量元素中藥的中藥製劑確有療效，而較少毒副作用，因此，不僅要加強對重金屬含量的檢測，更應加強有關微量元素在中藥中作用的研究，確定不同存在狀態的各種重金屬及微量元素的藥理作用和毒理作用。

台灣的中草藥9成來自大陸，而大陸對中藥材的管理仍然落後，令下游藥品的品質與療效難以控制。由於中藥藥材常因產地、氣候、採收季節、儲藏、加工等條件不同，而影響藥材的療效，使得成份不易規格化，品質參差不齊，再加上重金屬殘留和農藥殘留等疑慮，將是台灣發展中草藥有待突破的先天限制。

（一）微量元素

人體是由60多種化學元素所組成，其中碳、氫、氧、氮、硫5種元素佔人體總重量的96%，鈣、鉀、鈉、鎂、磷、氯則佔約3.954%，其餘的0.046%

稱爲微量元素（trace element），微量元素如依重量來計算，在人體內每一公克體液或組織中少於一毫克，亦即不超過萬分之一，均稱爲微量元素，成人每天的需要量都以毫克或微克計算。

重金屬通常是指比重在5以上的金屬，如鉻、鎘、銅、鉛、銀、金、汞等。從食品衛生角度主要限制的是鉻、鎘、銅、鉛、汞等5種金屬元素。營養化學、毒物學和環境污染研究中公認鈹、銻、鉈、鋯、鉻、鎘、鉛、汞等對生物和人體有毒害作用，被稱爲污染元素，而錳、鈷、銅、釩、硒、鉬、鉻等在含量過高或形態(如價態)不同時，對生命體體系亦有毒害作用。

人體中的元素依世界衛生組織、糧農組織、國際原子能署的分類，可將微量元素分爲三類，第一類爲必需元素，是人體維持正常生命活動所不可缺乏的元素，如碘、鋅、銅、鉬、鉻；第二類爲可能必需元素，如錳、鎳；第三類爲有潛在毒性而可能有重要功能元素，如鎘、汞、鉛、砷、鋰。

中藥材重金屬主要來源於其生長的土壤（植物藥材），或草食動物（動物藥材），或其形成時的物質（礦物藥材），亦即「與生俱來」的，礦物性中藥本身便是金屬化合物，如雄黃（硫化砷）、硃砂（硫化汞），而部分植物性中藥也會累積某類特定金屬，如靈芝及人參常含有機鍺。其次是工業「三廢」排放到土壤、空中，藥材被動吸收，以及施肥與病蟲害防治過程中化肥、化學農藥的重金屬被藥材吸收，也就是加入環境因了。最後則屬蓄意添加者，如爲了長期儲存、防止黴菌生長而加入化學藥品，或爲增加重量而於冬蟲夏草加入鉛條。

（二）微量元素與健康

微量元素並非身體燃料性營養，亦非一般維他命，主要是人體內酵素蛋白質及荷爾蒙所含成分之一，如果沒有這些微量元素，酵素就會失去催化作用，蛋白質及荷爾蒙也會失去其特有的功能。

微量元素在人體中具有下列四方面的生理功能：第一，將生命元素運送到全身，例如鐵是血紅蛋白的主要成分，藉由血紅蛋白的作用，可將氧輸送到人體的每一個細胞中；第二，對酵素系統的激活作用；第三，參與激素的作用，具有調節生理功能的重要功效；第四，對核酸代謝作用的影響，如鉻、鐵、錳、銅對核酸代謝有影響。

165

微量元素對人體的功效或影響敘述如下：

鋅：影響生長發育，增強免疫機能，生殖機能，改善食慾及消化機能。

鐵：組成血紅素的主要元素，為人體內部分酵素的組成元素。

硒：有抗癌作用，作用於腫瘤的誘發階段，又可抑制腫瘤的增生和發展。

釩：促進造血機能，增強心肌收縮力，改善心血管功能。

氟：構成骨骼和牙齒的重要成分之一。

碘：甲狀腺素的主要成分，以調節能量的新陳代謝。

銅：血紅素之形成，幫助鐵質之運作。

錫：促進蛋白質和核酸的合成。

鍶：參與骨骼形成、心血管功能、抗衰防老、增強免疫力。

鈷：是維生素B12的組成分之一，製造紅血球的必要營養素，軟骨、肌鍵、胰島素等之必須成分。

錳：參與內分泌的活動，作為輔酶每及磷酸鈣的新陳代謝有幫助。

至於有害的微量元素（重金屬），如鉛、銅、汞、砷所引起之中毒現象如下。

鉛之中毒現象：可分為急性中毒及慢性中毒： 如每日攝食1-5mg之可溶性鉛，連續攝食，會因積蓄引起慢性重毒。急性中毒： 咽喉、食道及胃部灼痛、作噁、嘔吐、腹痛、大便帶血等。 發生呼吸困難、心臟跳動逐漸微弱，因而出現衰弱、昏眩、麻痺等現象。慢性中毒： 病狀複雜，最常見者為牙齦上附著黑色焦斑。其他尚有新陳代謝之障礙（如鉛毒疝痛、鉛關節炎）及神經系障礙（麻痺、視覺障礙、耳聾、昏迷、憂鬱等）。

銅之中毒現象：下水樣帶血便，有時小便中亦帶血，面部浮腫，小腹作痛，口渴，重者昏迷，痙攣，麻痺而死，不過大多數中毒者，經數日後自行痊癒，並不留惡劣之後發作用。

166

汞之中毒現象：可分為急性中毒及慢性中毒。急性中毒：口腔發炎及紅腫，消化器作痛，嘔吐帶有黏膜碎片之血糊樣物質，下血便，呼吸困難，麻痺等。慢性中毒：其外傷現象，先於皮膚上生斑痕及小結節，其內傷為神經系及營養道之嚴重疾病，因而有感覺障礙，如發顫等現象。

砷之中毒現象：可分為急性中毒及慢性中毒。急性中毒：與霍亂相類似，如嘔吐，血樣或漿水樣之大便，下腹中有 痙攣性之疝痛，小便稀少，眩暈，虛脫，四肢發冷。慢性中毒：為各種營養障礙，如面色蒼白，黃疸症，消化不良，發炎現象，落髮，運動感覺等發生障礙，眩暈，頭痛，煩燥不安，興奮或憂鬱等。

鎘之中毒現象：有嘔吐、腹瀉、頭痛、肌肉疼痛、休克等症狀。於死亡案例中可發現重度胃腸炎及肝腎破壞的情形，長期暴露於低劑量環境下，會導致肺氣腫或慢性阻塞性肺炎。鎘會影響鈣的代謝，而造成骨頭疼痛或骨質疏鬆，如發生於日本的痛痛病。

（三）微量元素與中藥

中藥成分十分複雜，過去只重視中藥中的有機成分，常規的把無機成分當做雜質去除，隨著微量元素醫學的發展，已發現許多中藥的藥理作用與其所含微量元素有關。

1.地黃的微量元素：

地黃所含的微量礦物質元素有鐵、錳、鈷、銅、鋅、鉻、鎳、鉛、鍶、釩、銦等多種。

2.枸杞、西洋參的微量元素：

枸杞、西洋參富含硒、鋅、銅等微量元素，可有效清除自由基，減輕放射性損傷，促進癒合。

3.海螵蛸的微量元素：

海螵蛸為烏鰂科動物無針烏鰂或金烏鰂的乾燥內殼，含大量的鈣、鎂、鈉、鉀等4元素，必需微量元素有鐵、錳、銅、鉻、鍶、鋅、鉬、錫等8種，常見的微量元素有鋁、磷、鋇、鋰、鉍共5種。

4.蛤蚧、僵蠶和蟬蛻的微量元素：

蛤蚧為守宮科動物蛤蚧除去內臟的乾燥體。僵蠶為蠶蛾科家蠶幼蟲感染白僵菌而致死的乾燥蟲體。蟬蛻為蟬科昆蟲黑蚱和同屬它種蟬羽化時蛻出的皮殼。蛤蚧含鋁、鋇、鈣、鎘、銅、鐵、鎂、錳、鎳、磷、鉛、鍶、鈦、鈾、鋅等15種元素，其中含有高量的鈣、磷、鋅。比較蛤蚧體和蛤蚧尾的微量元素，發現尾中鋅的含量很高。蛤蚧具有激素樣作用，可能與含有大量鋅有關。蟬蛻含鋁、鋇、鈣、鎘、鈷、鉻、銅、鐵、鎂、錳、鉬、鎳、磷、鍶、鈦、釩、釔、鋅等18種元素，其鈣和鋁均高，似乎與蟬蛻的抗驚厥作用有關。僵蠶含鋁、鋇、鈣、鉻、銅、鐵、錳、鎂、鉬、鎳、磷、鍶、鈦、釩、釔、鋅等16種元素，其中鈣、鎂、磷均高，可能與其祛風定驚功效有關。

5.銀杏葉的微量元素：

銀杏葉為銀杏科落葉喬木銀杏的葉子，銀杏葉以幼葉時期含有較高量的鐵、錳、銅、鋅，隨生長時間的推展，含鋅量逐漸降低，鈣含量則隨生長時間的推延逐漸增加，由此可知生藥之微量元素含量可隨季節的改變而有不同的現象。

6.白芍的微量元素：

白芍共含有鋅、鈷、硼、錳、銅、磷、鎳、鉻、釩、鐵、鋁、鈣、鎂、鍶、鋇、鋰、鉛、鎘、氟、砷、銻、鈹、汞、硒等24種元素。以鐵的含量較高，與其有很好的補血效果有一定關聯。白芍中的鈣、鎂、鋅、錳之含量也不低。

7.當歸的微量元素：

當歸全體可分為頭、身、尾三部分。當歸各部分的無機元素的含量，依歸頭、歸身、歸尾次序增高，主要的元素有鉻、鋅、鐵、錳、鉛、鎳等，其中以鐵和鋅的含量較高。從補充微量元素的角度來看，用歸尾入藥的療效應該最好。

8.半夏的微量元素：

半夏含鋁、鐵、鈣、鎂、鉀、鈉、鈦、錳、磷、鋇、鈷、鉻、銅、鎳、鉛、鍶、釩、鋅等18種元素，帶皮半夏中所含的微量元素除鈦、鉻、銅、鋅外，其餘14種元素均高於去皮半夏。

9.黨參的微量元素：

黨參中鐵含量特別高，可能與其抗缺氧作用有關。

10.補益中藥的微量元素：

補益中藥的補益作用，不僅與有機成分有關，也與其所含微量元素相關聯。例如何首烏的補血、補腎功效與其含鐵量、含鋅量，明顯高於其他非補益藥有關。黨參含鐵、錳較高，與其補血、益氣作用有關。益氣補血名方：四物湯、四君子湯、八珍湯、十全大補湯均富含鐵、錳、鋅、銅、鈣、鈷、鉻等，這些元素所具有功能和性質恰好符合中醫學所謂"氣"的含義和其功能相一致，微量元素可能是"氣"的物質基礎之一。體內微量元素缺乏，可致虛證，如血鋅下降可致氣虛、腎虛等，可相應補充微量元素作治療。中醫的腎虛證係缺鋅、錳所致的性腺變化和功能紊亂、精子減少、不孕等症狀，六味地黃丸富含鋅、錳微量元素，這可能是使它成為補腎專劑的依據之一。

11.決明子的微量元素：

決明子是中醫保健品中常用的保健茶劑，決明子中鐵、鋅、銅、錳、鉻的含量較高，這些元素對機體是有益的，而這些微量元素對機體膽固醇的代謝有一定的作用，而決明子之所以能降低膽固醇與含這些微量元素也一定有關係。

二、中草藥重金屬檢驗

民國72年發生新生嬰兒服用八寶粉致死事件，此藥品經檢驗其鉛含量高達44000ppm，自80年開始，中藥製劑許可證展延均需制定重金屬限量項目，並執行檢驗。台灣使用的藥材9成來自大陸，品質難以掌控。成分不易規格化，品質參差不齊，普遍存在重金屬和農藥殘留等疑慮。大多數的中藥廠規模小，重金屬分項檢驗之能力恐有不足。

（一）重金屬檢驗方法

藥材所含重金屬大多屬於微量，分析時若要達到良好的準確性和精密度，需要相當成熟的技術，中藥材中除微量元素外，尚有其他大量的有機及無機成分存在，這些成分所造成儀器測定的干擾效應，將會增加分析上的複雜性和困難度。

169

在進行樣品分析時，適當的樣品前處理，包括消化分離及濃縮。設法控制試藥、容器的純淨度，簡化實驗步驟，以達成one-beaker process的目標，防止在繁複的分析過程中誤差的導入及待測樣品的損失；改進激發光源及偵測系統，以有效提高訊號強度降低背景訊號，達到提昇儀器靈敏度的目的。

1.樣品前處理方法

(1)乾式灰化法：在高溫爐中以450~600°C高溫，除去有機質後加酸溶解灰化物。操作簡單，消化過程中無腐蝕性或有毒氣體發生，不受藥劑污染，灰化時間長，灰化過程易產生不溶解物質、重金屬為坩堝內壁吸著，較少使用。

(2)濕式灰化法：利用酸或其他強氧化劑混合使用，在消化瓶或圓底燒瓶中加熱去除樣品中的有機質，消化時間較短，無重金屬揮發及殘留損失，會產生有毒氣體，操作不當有爆炸危險，易發生藥劑污染，最常使用。

(3)微波消化法：利用電場及磁場的能量使具有電偶極的吸收分子高速震盪，產生一系列撞擊，迅速提高溫度破壞有機質，揮發性元素無損失，消化溫度高可縮短消化時間，樣品量不能太大，較新的技術，測量微量金屬的儀器。

2.重金屬檢驗方法

(1)比色法：原理為重金屬（鉛、銅、鎘、鋅、鉍、汞、砷、鎳、鈷、銻、錫等）離子在醋酸酸性下與硫化氫、硫化鈉試液呈色，並與一定量之鉛標準溶液生成之硫化鉛之顏色做比較，以ppm表示。

(2)儀器檢驗法

應用於重金屬檢驗之儀器包括以下

a. 感應耦合電漿原子放射光譜儀：Inductively coupled plasma-atomic emission spectrometry（ICP-AES）。

b. 感應耦合電漿質譜儀：Inductively coupled plasma-atomic mass spectrometry （ICP-MS）。

c. 原子吸收光譜儀：Atomic absorption spectrometry（AAS）。

d. 中子活化分析：Neutron activation analysis（NAA）。

e. 剝除伏安法：Stripping voltammetry。

f. 離子層析分析：Ion chromatography。

g. 毛細管電泳儀：Capillary electrophoresis。

上述儀器中以ICP-AES 、ICP-MS及AAS三種較常用，而NAA則屬較新的儀器，然而價格昂貴，並不普遍。四種儀器優缺點比較如下。

ICP-AES：可測定難溶元素如硼、磷、鎢，可做快速多元素同時分析，可免除基底效應，偵測極限介於AAS及NAA之間，易產生光譜干擾，無法同時在每個元素的最佳分析條件測定。

ICP-MS：有絕佳的靈敏度，輕微的化學干擾，利於複雜樣品的分析，元素間同位素同質量會造成重疊干擾，基底效應會使靈敏度隨樣品溶液的總溶質濃度而變。

AAS：靈敏度高準確性高，光譜干擾小，儀器比ICP-AES或NAA便宜，所需試樣體積小，基底效應較明顯，無法做多元素同時分析。

NAA：靈敏度高，可做多元素同時分析，為非破壞性分析試於試樣的保存，固態試樣可直接分析，設備昂貴，人員設備易受放射性污染，硼、鋰及其他輕元素無法測定。

AAS、ICP-AES及ICP-MS三種儀器之重金屬偵測極限如（表1）所示。AAS（除汞外）及ICP-MS有較佳的偵測極限，適合低含量重金屬之檢測。

表1. AAS、ICP-AES及ICP-MS之重金屬偵測極限(ppm)

元素	AAS	ICP-AES	ICP-MS
砷	0.2	20	0.05
鎘	0.003	1	0.02
鈷	0.01	2	0.02
銅	0.02	0.9	0.03
汞	1	20	0.03
錳	0.01	0.4	0.04
鉛	0.05	20	0.02

（二）國內外中藥重金屬限量規格

依世界衛生組織之建議，每週每人之攝食容許量，鉛3mg以下，0.4～0.6mg以下，汞0.3mg以下。而食品衛生法規範各類食品重金屬容許量標準，如蛋類（鉛<2ppm）、魚蝦類（汞<0.5ppm）、罐頭食品（汞<0.5ppm、砷<1.5ppm、銅<30ppm、錫<250ppm）、食用油脂（汞<0.05ppm、砷<0.1ppm、鉛<0.1ppm、銅<0.4ppm）、飲料（鉛<0.3ppm、砷<0.2ppm、銅<5.0ppm、鋅<5.0ppm）。

中藥製劑自80年起除外用膏藥、外用油膏、外用液劑外，須做「重金屬試驗」（79.12.3 衛署藥字第901266號），惟並無中藥製劑重金屬含量標準，一般採行「日本藥局方」對浸膏劑重金屬限量100ppm以下之內規，作為審查標準。

自93年2月起，杜仲、枇杷葉、肉桂、桂枝、桂皮、白及及五加皮等七種中藥材，須加做重金屬（鎘、鉛、汞）檢測，其限量標準為：鎘2.0ppm以下、鉛30ppm以下、汞2.0ppm以下。

新加坡要求進口的中藥材和中成藥中鉛的含量低於20ppm、汞低於0.5ppm、砷低於5ppm、銅低於160ppm；美國禁止含有汞、鉛、硃砂等重金屬的中藥材與中成藥銷售；日本藥局方純度試驗要求重金屬50ppm以下，砷鹽2ppm以下；中國大陸規定，中草藥製成的注射劑中重金屬含量不得超過0.15ppm，其他藥品中不得超過20ppm；在民國90年發布實施『藥用植物及製劑進出口綠色行業標準（Green Trade Standards of Importing & Exporting Medicinal Plants & Preparations）』，其檢驗方法依食品重金屬的測定方法，方法為原子吸收光譜法，規定重金屬總量≦20.0 ppm、鉛（Pb）≦5.0 ppm、鎘（Cd）≦0.3 ppm、汞（Hg）≦0.2 ppm、銅（Cu）≦20.0 ppm、砷（As）≦2.0 ppm。

（三）中藥重金屬檢驗

藥材中砷含量調查檢驗（以AAS檢驗），結果市售中藥材76種計300件中，僅有山藥、地榆、百合、何首烏、紫草、黃柏、黃芩、當歸等藥材高於2ppm。劉芳淑等針對上述藥材，選擇使用較頻繁及栽培時間較久的根莖類藥材為檢體，比較其鉛、鎘、銅、汞，結果四種重金屬含量均未超過（鉛30ppm，鎘2ppm，銅20ppm，汞2ppm），300件藥材中4種重金屬含量之含鉛

量最高為26.48ppm，最低未檢出，平均值1.90ppm；含銅量最高為19.48ppm，最低未檢出，平均值3.76ppm；含鎘量最高為1.2ppm，最低未檢出，平均值0.12ppm；含汞量最高為0.554ppm，最低未檢出，平均值0.033ppm。

門立中利用中子活化分析及ICP等方法，對於砷、鎘、鉻、銅、汞、鎳、鉛、及鋅等重金屬元素加以檢測，共累計285個樣品，另針對本土藥材對於國內所產之金線蓮、山藥、柴胡與產地培育土壤間之重金屬加以測定，結果汞之含量均在0.1ppm以下，鉛（30ppm）及鎘（2ppm）之含量均未超過，砷之含量超過2ppm共計6件，銅之含量超過20ppm計1件；金線蓮所含重金屬銅、鎘之量比土壤含量較高，顯示此種植物有重金屬濃集現象；山藥、柴胡雖無濃集現象，但柴胡之根、莖、葉所吸收含重金屬各不相同。

鄧瑞惠等針對市售十家科學中藥廠的防風通聖散、金索固精丸、天王補心丹、補中益氣湯、四物湯等五種補養劑之濃縮散劑、濃縮顆粒劑、錠劑、丸劑，進行鎘、鉻、錳、鉛等四種重金屬含量檢測。檢測結果鉛0.247±0.578ppm、鎘0.157±0.167ppm。不同廠牌間、不同處方間、同一處方之各劑型間、甚至同一家藥廠不同批號，由於藥材種類、來源與添加劑之不同，重金屬含量有差異存在。

為了解含硃砂、雄黃市售中藥口服製劑之重金屬含量，抽驗含硃砂、雄黃市售中藥口服製劑（依行政院衛生署公告含硃砂成分製劑之硃砂含量為按硫化汞計算，應為標誌含量之80.0～120.0%），抽樣檢體計20件，為不同品名處方之檢體，其中19件標示有硃砂成分，1件標示含雄黃成分。另抽驗經變更處方後不含硃砂之七釐散製劑10件，以供對照，總檢體數計30件，均為傳統中藥。結果含汞量部份：標示有硃砂藥材者19件，均檢出硃砂，其硃砂含量少於80.0%者有17件，高於120.0%者2件，其餘處方不硃砂之11件檢體中，1件汞含量介於11-20ppm，2件小於1ppm，8件未檢出。砷量部份：除處方標示含雄黃藥材者1件，其含砷量13.2mg/Tab外，其餘29件檢體中有25件之含砷量均未檢出，含鉛量大於100ppm者1件。30件檢體之含銅量均小於20ppm。

以十全大補湯、還少丹、桑菊飲、小青龍湯、五積散、小柴胡湯、川芎茶調散、通用痛風丸、加味消遙散及清暑益氣湯等10種濃縮製劑，涵蓋12家濃縮製劑製造廠，總共100件檢體，經各別分析其中之鉛、銅、鎘、砷、汞、鉍、銻等八種重金屬含量結果，合計其八種重金屬濃度之和總量共有12

件檢體超過50ppm，類此植物性藥材組成方劑之重金屬限量設定在50ppm以下是合理限量基準。

有關中藥製劑基準方重金屬限量規格之研究，溫國慶以四物湯、補中益氣湯、六君子湯、歸脾湯、人參養榮湯、百合固金湯、八珍湯、麻黃湯桂枝湯、葛根湯、柴葛解肌湯、九味羌活湯、麻杏甘石湯、定喘湯、疏經活血湯、獨活寄生湯、黃連解毒湯、龍膽瀉肝湯、辛夷清肺湯及清肺湯等20個基準方之濃縮製劑，分析其鉛、銅、鎘、砷、汞、鋅、鉍、銻等八種重金屬總量，結果299件檢體中除各只一個廠家之人參養榮湯為142.0 ppm，獨活寄生湯為67.1 ppm，桂枝湯為53.2 ppm，其餘296件產品均在50 ppm以下。

鑪甘石、赤石脂、禹余糧、石膏、石決明、牡蠣、五彩龍及自然銅等礦物類藥材重金屬含量（如表2）所示。

表2.礦物類藥材重金屬含量(ppm)

鑪甘石	赤石脂	禹余糧	石膏	石決明
砷 20.75 鎘 382 鉛 3168	鉛 10.65	砷 1.35	砷 451 汞 75.3	砷 267 汞 1336
牡蠣 砷 718	五彩龍 砷 2295	自然銅 砷 5083	鑪甘石	龍骨粉
汞 284	汞 76.8	汞 31000	鉛 795	鎘 15

針對市售廣告類中藥製劑--保肝、補腎類品質調查，抽驗台灣地區各藥廠及藥局(房)檢體共計99件，包括保肝類75件，補腎滋養類24件，經檢驗平均重量、重量差異、崩散度、總灰分、酸不溶性灰分、重金屬、成分比對及標示檢查等項目。結果在重金屬方面：重金屬限量20ppm者3件、40ppm者1件、60ppm者10件、80ppm者21件、100ppm者64件，均符合限量。另針對廣告類中藥製劑之品質調查--補心、減肥類品質調查，抽驗50件檢體(其中包括補心類27件，減肥類23件)，依各產品原查驗登記規格與方法包括：外觀、平均重量、重量差異、崩散度、總灰分、酸不溶性灰分、重金屬、成分比對等檢驗及標示檢查，結果重金屬限量30ppm者1件、50ppm者3件、70ppm者1件、80ppm者10件、100ppm者35件，均符合限量。

民國88年針對大陸中藥進行檢驗分析，結果檢出重金屬偏高者6件：天津樂仁堂製藥廠之"醒腦降壓丸"：砷（51,450 ppm）、汞（31,074 ppm）；上海中藥製藥三廠之"牛黃解毒片"：砷（28,190 ppm），處方標示含雄黃。中國土產畜產進出口公司福建省分公司廈門支公司之"廈門補心丹"：汞（9,361 ppm）。蘭州佛慈製藥廠之"天王補心丸濃縮丸"：汞（4,627 ppm），處方標示含硃砂。上海中藥製藥廠之"人參再造丸"：汞（2,571 ppm）。濮陽氣管研究所之"哮喘固本丸"：汞（522 ppm）。

由中藥之重金屬檢驗結果觀之，除含硃砂、雄黃等礦物性藥材存在，傳統劑型重金屬鮮有超過100ppm，濃縮製劑重金屬鮮有超過50ppm，因此，植物性藥材處方之製劑，似可以鉛標準液比色法代替儀器分項測定重金屬。在食品方面，重金屬限量規格已有較完備之規定，而中藥重金屬規格宜儘早訂定，並盡快建立「中藥境外認證暨境內管制中心」，或建立優良農業操作（GAP），由上游作中藥重金屬管制。

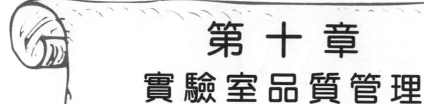

第十章
實驗室品質管理

【摘　要】

第十章 實驗室品質管理

第一節 實驗室品質與標準

一、ISO/IEC 17025之內容

ISO/IEC 17025係ISO/IEC Guide 25及EN 45001之廣泛執行經驗的結果，並取代這兩份文件。包含對測試與校正實驗室的所有要求。本國際標準共分五章，實驗室若符合本標準運作，表示其同時也依ISO 9001與ISO 9002運作。但是實驗室只獲得ISO 9001與ISO 9002所進行的驗證，不證明實驗室有出具技術的有效數據與結果的能力。

表10-1. ISO/IEC 17025標準章節

1.範圍	5.技術要求
2.規範性參考資料	5.1概述
3.名詞與定義	5.2人員
4.管理要求	5.3設施與環境條件
4.1組織	5.4試驗與校要方法與方法確認
4.2品質系統	5.5設備
4.3文件管制	5.6量測追溯性
4.4要求、投標與合約查	5.7抽樣
4.5試驗與校正之外包	5.8試驗件與校正件處理
4.6服務與供應品之採購	5.9試驗與校正結果之品質保證
4.7客戶服務	5.10結果報告
4.8抱怨	
4.9不符合測試或校正工作管制	
4.10矯正措施	
4.11預防措施	
4.12記錄管制	
4.13內部稽核	
4.14管理審查	

二、ISO/IEC 17025(CNS 17025)之文件與主要內容

ISO/IEC 17025(CNS 17025)第四章管理要求共14項，第五章技術要求共10項，如（表10-2）所示。

表10-2. ISO 17025(CNS 17025)所需之文件與主要內容對照表

ISO 17025	相關文件名稱	主要文件內容
4.1 組織	組織與管理作業程序	1.組織之合法性 2.組織架構、權責 3.人員工作執掌與權責
	保密管制作業程序	對客戶資訊之保護與管理
4.2 品質系統	品質手冊	1.建立適合其活動範圍之品質系統 2.明訂品質政策與目標、品質系統書面化 3.訂定各項品質文件之位階、技術程序之支援程序書、品質主管與技術主管之責任
4.3 文件管制	文件管制作業程序	訂定文件之分類、檔名、編號、制訂、審查、核定、修訂之管制方式
	作業程序標準格式	訂定各程序書之標準格式，防止使用過時無效文件
	試驗程序標準格式	
	校正程序標準格式	
	查核程序標準格式	
	品質文件發行紀錄表	
	文件分送管制表	
	文件修訂申請表	
	品質文件總表	

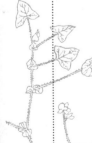

4.4 要求、標單與合約審查	試驗收件與管制作業程序	訂定試驗收件、合約審查、合約變更管制程序
	樣品送驗單	制訂各項表單
	委託試驗管制表	
4.5 試驗與校正之外包	外包管作業程序 (或申明無外包作業)	訂定外包資格認定標準及面告訴客戶同意書
4.6 服務與供應品之採購	採購管制作業程序	1.訂定採購流程、規格、驗收標準 2.建立供應商名錄
	請購單	各項表單製作
	儀器購買規格說明書	
	財物結算驗收證明書	
	驗收紀錄	
	優良廠商名錄	
4.7 客戶服務	客戶服務及抱怨處理作業程序	1.客戶之權益與保密、允許客戶會同試驗參觀 2.問卷調查客戶意見與回饋
4.8 抱怨	客戶抱怨處理報告	客戶抱怨處理與抱怨記錄
4.9 不符合測試（或）校工工作之管制	客戶抱怨總表	
	不符合測試工作之管制作業程序	1.不符合分類、原因分析、評估 2.管理階層之職責、處理方式、矯正、管制與建檔
	不符合測試工作處理報告	
	不符合測試工作總表	

4.10 矯正措施	矯正措施作業程序	1.不符合分類、原因分析
（可以與4.9合併）		2.依不符合分類制訂各項作業作矯正程序
		3.監控、稽核與建檔
	要求矯正行動表	
	矯正行動總表	
4.11 預防措施	預防措施作業程序	執行時機、方式、稽核
4.12 紀錄管制	紀錄管制作業程序	訂定記錄建檔、取閱、儲存、修改、銷毀等作業
	借閱登記表	
4.13 內部稽核	內部稽核與檢討作業程序	訂定稽核時機、稽核計畫、稽核執行、缺失原因分析、矯正、預防措施
	稽核缺失及處理報告	各項表單製作
	稽核報告	
	稽核缺失及處理報告總表	
4.14 管理審查	管理審查作業程序	訂定管理審查目標時機、資料彙整、審查項目、後續處理
5.1 概述		
5.2 人員	人員訓練管制作業程序	訂定人員進用、新進（在職）人員教育訓練與考核作業
	人員基本資料表	各項表單製作
	人員外部訓練紀錄表	
	人員內部訓練紀錄表	

5.3 設施與環境條件	設施與環境條件作業程序	制訂各試驗工作環境需求、安檢、人員進出管制、隔離、特定試驗環境要求、環境監控及記錄等作業
5.4 試驗與校正方法確認	試驗方法管制作業程序	制訂試驗程序、非標準方法之使用、試驗比對、量測不確定度作業
	量測不確定度評估作業程序	制訂各項試驗之量測不確定度評估作業
	設備管理作業程序	制訂各項設備之登錄、使用、搬運、儲存、保養、維護作業
5.5 設備	設備基本資料表	各項紀錄表單、標籤製作
	設備保養及維護紀錄表	
	設備校正及查核紀錄表	
	設備保養計畫表	
	設備禁用標籤	
5.6 量測追溯性	量測追溯、校正與查核作業程序	制訂設備校正及查核計畫、執行及管控,參考標準及參考物質
	設備校正及查核總表	
	設備校正及查核標籤	
5.7 抽樣	抽樣作業程序	製訂抽樣計畫
5.8 試驗件與校正件處理	試驗件管理作業程序	制訂試驗件之接收、運輸、待試件管制、試驗完成件處置作業
	試驗收件查核表	

5.9 試驗與校正結果品質保證	試驗結果監控之品保作業程序	制訂影響試驗結果因素之監控、品質保證之方法、試驗結果有疑慮之處置作業
5.10 結果報告	試驗報告管制作業程序	制訂報告格式內容、報告審核、寄發、修正及補增作業

三、實驗室系統稽查

(一) 分析實驗室

1.人員管理

　1.1是否具適當之學經歷、訓練（包含操作、cGAMP規範）及評估方式？

　1.2 是否建立詳細之衛生計劃？

2.儀器設備

　2.1儀器編號、3Q資料？

　2.2是否有使用、維護工作紀錄、校正標籤及清潔SOP？

　2.3是否依SOP確實執行？

4.標準品

　4.1是否明確標示品名、來源、取得日期、批號、配製者、失效日期等？

　4.2是否儲存於適當容器、條件下？

　4.3是否有標定資料？

　4.4是否有標準品的入出庫及使用紀錄？

5.分析方法確效

5.1合格範圍制定依據是否一致？

5.2是否有確效計劃書、驗證報告？

5.3是否有完整分析方法驗證項目？

    5.3.1專一性

    5.3.2準確性

    5.3.3精密度（重複性、中間精密度或再現性）

    5.3.4線性

    5.3.5範圍

    5.3.6定量限度、檢測限度

    5.3.7系統適用性

5.4是否依藥典規定執行全項系統適用性之規定驗證項目？

5.5是否有OOS的處理？

    5.5.1是否有重新檢驗或重新取樣的SOP？

    5.5.2是否有調查報告？

（二）微生物實驗室

1.人員管理

1.1是否具適當之學經歷、訓練（包含操作、cGAMP規範）及評估方式？

1.2是否建立詳細之衛生計劃？

2.儀器設備

2.1.Laminar Flow是執行確效驗證？

    2.1.1風速、落下菌、微粒子數

2.2.Autoclave是執行確效驗證？

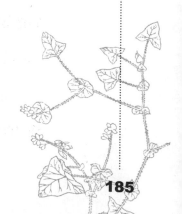

2.2.1溫度、壓力、生物指示劑

2.3冷藏、冷凍設備及培養箱

2.3.1是否有不斷電、警示系統？

2.3.2是否有監測及溫度紀錄裝置？

2.3.3是否有緊急應變措施的制定？

3.是否有相關的環境監測紀錄？

4.試藥、試劑、培養基

4.1是否有開封日期、有效期限及再驗SOP？

4.2是否有配製日期及紀錄？

4.3是否有培養基的無菌性及效能試驗？

5.菌種保存及繼代培養

5.1是否制定相關SOP？

5.2是否有菌種名稱、來源、取得日期、代數、繼代日期、數量等資料？

5.3保存方式及地點是否正確？

5.4是否有Seed lot system？

5.5是否有菌種的入出庫及使用紀錄？

5.6繼代接種之紀錄、銷毀記錄？

6.廢棄物及廢水處理

6.1是否委託合格單位清運處理？

6.2是否有制定處理方式、SOP及相關紀錄？

實驗室品保品管現場查核之要項如（表10-3）。

表10-3.品保品管現場查核要項

查核項目	執行情形	評分
一、數據品質目標		
1.精密度		
2.準確度		
3.方法偵測極限		
4.代表性，完整性，可比較性		
二、人員組織		
1.是否劃分人員工作職掌		
2.人員對品管系統是否熟悉		
3.新近計畫執行人員之訓練是否適當		
4.對計畫合作對象及外包廠商的專業能力確認		
三、取樣程序		
1.是否具備採樣計畫		
2.是否依循採樣點選取原則		
3.採樣設備及現場量測設備之校正是否正確		
4.採樣設備及儲存容器之清洗步驟是否適當		
5.現場採樣是否正確		
6.樣品保存方式是否適當		
7.是否具備採樣記錄		
8.樣品運送過程及相關記錄是否適當		

四、樣品管制作業		
1.是否於樣品保存期限內完成檢測		
2.樣品於實驗室內之保存方法是否適當		
3.樣品管理是否適當		
4.樣品標示是否明確		
五、儀器設備之校正程序		
1.儀器設備之校正程序是否正確		
2.校正標準品來源、追溯性及純度驗證資料		
3.起始校正、持續校正及校正頻率是否恰當		
4.是否具備儀器設備校正及維修記錄		
5.操作環境是否適宜		
6.是否具備儀器設備使用記錄		
六、檢測數據驗算及報告程序		
1.選用之分析方法及驗證程序是否適當		
2.原始數據登錄是否詳實正確		
3.是否記錄異常狀況處置方法與結果		
4.數據運算用之方程式及單位是否依規定進行		

5.記錄方式及檔案管理是否適當		
6.與委外單位間樣品傳送管制流程是否適當		
七、品質管制程序		
1.重覆分析		
2.添加標準品分析		
3.品質管制樣品分析		
4.標準參考樣品分析		
5.檢量線製作是否合乎規定		
6.檢量線確認		
7.空白分析		
8.是否依據品保規劃書利用管制圖或設定數據品保目標，進行數據品質監視		
9.是否針對轉包對象進行數據品質確認		
10.數據品質評估及回應處理方式是否適當		
11.績效查核（含新進人員實作訓練記錄）		
12.系統查核		
八、品保報告製作程序		
1.品保規劃書是否依規定修正		
2.績效查核及系統查核記錄是否完整		
3.轉包案件聯繫及報告程序是否適當		

4.是否定期評估數據品質目標及方法偵測極限		

註：評分方式 －10分：達成率81-100%

8分：達成率80-61%

6分：達成率60-41%

4分：達成率40-21%

2分：達成率20-1%

0分：達成率0%

第二節 實驗室安全管理

實驗室因製程設計上複雜性與困難性較高，實驗過程中往往必須經常變更操作流程或接觸新的製程研發，使用的讓械、儀器、設備及原物料多樣化及高度複雜化，再加上實驗室相關人員的流動率較高、忽略或漠視實驗室安全衛生管理之規定，種種因素導致實驗室的危險因子擴大。

一、實驗室管理

改善實驗室的安全管理、建構完整的實驗室安全衛生制度可歸納出下列幾點：

1.建置實驗室安全衛生制度。

2.確立實驗室安全衛生管理(包括區分危害種類及硬體設施之安全管理、實驗室化學品、毒性化學物質、危險性機械設備、電器設備管理)。

3.實驗室人員的安全衛生教育訓練。

4.實驗室災害緊急應變措施。

5.執行自動檢查與稽核制度。

二、實驗室安全衛生制度

安全舒適的環境，一直都是在實驗室工作的人員所追求的理想，更是生命維護與安全最大的保障。

良好的管理建立在健全的組織上，有了分層負責的組織及妥善完備的管理，除了擁有良好的安全衛生實驗環境，災害發生時能做出完善的應變措施。

三、實驗室安全衛生管理

實驗室存在的危險物質包括易燃物、腐蝕性物質、毒性化學物質、放射性物質等，必須先了解危險物的危害特性，方能做好安全措施。

一般依據危險物之危害特性區分為三大類: 化學性危害、物理性危害、生物性危害。化學性危害為由化學物質或化學製程，因火災、爆炸、毒性或腐蝕性所造成人體內外部之立即傷害或長期性病變。物理性危害為一般儀器、設備所造成的直接危害及儀器設備產生之噪音、有害光線(包括游離輻射等) 所產生的傷害。生物性危害是在生化實驗室或進行水質檢驗時， 常因微生物、病毒、病菌，甚至是昆蟲所引起的危害，致病性微生物可由意外植種、注射、或其他方法穿過皮膚而導致人類生病。

(一) 實驗室化學物質管理

將危害物質歸類為九大類，分別為: 第一類「爆炸物」、第二類「氣體」、第三類「易燃液體」、第四類「易燃固體、自燃物質、禁水性物質」、第五類「氧化性物質、有機過氧化物」、第六類「毒性化學物質及感染性物質」、第七類「放射性物質」、第八類「腐蝕性物質」、第九類「其他危險性物質」。

化學物質的使用、儲存、管理上必須具備下列要項: 首先必須依照中國國家標準，危險物標誌所採用的分類，以一系列象徵符號、顏色、數字等為主的標誌。標示上除了圖示外， 還必須註明化學名(俗名)、主要成分、危害警告訊息、危害防範措施、製造商或供應商之名稱、地址與電話。

此外建立完整的物質安全資料表，對於化學危害的預防極為重要。

物質安全資料表：

1. 製造商或供應商資料：應述明製造商或供應商名稱、地址、諮詢者姓名及電話、緊急聯絡電話、傳真電話。

2. 辨識資料：包括物品中（英）文名稱、同義名稱、危害性成份、容許濃度及 LD50、LC50。

3. 物理及化學特性：包括物質狀態、沸點、熔點、蒸氣密度、揮發速率、蒸氣壓、比重、水中溶解度、pH 值、外觀、氣味。

4. 火災及爆炸危害資料：包括閃火點、爆炸界限、滅火材料、特殊滅火程序。

5. 反應特性：包括安定性、危害之聚合及不相容性。

6. 健康危害及急救措施：包括進入人體途徑、急慢性健康危害效應、暴露之徵兆及症狀、緊急處理及急救措施。

7. 暴露預防措施：個人防護、通風設備、操作與儲存、注意事項、個人衛生。

8. 洩漏與廢棄處理：洩漏之緊急應變，廢棄處理方法。

9. 運送資料：聯合國編號、危害性分類，所需圖式種類。

10. 製表者資料：包括製表單位名稱、地址、電話、製表人職稱姓名及製表日期。

（二）實驗室危險性機械設備

機械器具所導致的事故包括被夾、被捲、被切、被割、被撞等，而機械危害對人體造成的物理傷害有偏高的趨勢，分析其原因在於缺乏良好的管理，導致不安全的行為及不安全的環境，應該透過安全管理去消除可能潛在的危害，主要的措施可歸納為以下幾點：

1. 消除或降低機械設備、作業環境、操作方法、原物料潛在的危害。

2. 給予充足的個人防護器具。

3. 施行實驗室工作安全教育訓練。

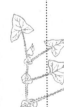

4.機械及設備定期進行自動檢查與雄修保養。

（三）實驗室電器設備管理

需了解電器設備裝置、保養以及可能發生的危害。一般電器設備所造成的災害可分為感電、電氣火災、電氣爆炸、靜電災害等。

四、安全衛生教育訓練

實驗室要建立一個成功的安全文化，人員的教育訓線與管理能不能落實為一大關鍵，培養實驗室管理人員處理作業環境之安全衛生改善及應變能力，才能有效的將災害發生率降至最低。

基本安全衛生常識包括：

1.實驗室安全衛生管理守則。

2.熟悉相關法規。

3.對於各項安全設備具有實際操作的經驗。

4.具有緊急災害應變基本處理、逃生及基本急救護理能力。

5.落實化學藥品使用規定及了解廢棄物處理規則。

6.詳讀化學物質之物質安全資料表內容，依照實驗室規定進行實驗。

五、實驗室災害緊急應變計畫與措施

（一）實驗室災害緊急應變計畫

訂立災害緊急應變計畫及其措施，目的無非是要在災害發生時，能在最短的時間內做最適切且有效的因應措施，使災害風險降至最低。

緊急應變計畫湏具備基本項目包括：

1.計畫目的及相關單位。

2.危害鑑定與風險評估（先確定災害的種類、發生的設備、位置及可能影響的範圍）。

3.界定相關單位與人員所扮演的角色與承擔之責任。

4.訂定事故緊急通報程序與聯絡網（包括鄰近之警察、醫療、消防、環保單位）。

5.統計並配置各項應變設施（緊急照明、消防設施、安全標示、急救籍、淋洗設備、洗眼器、各項防護設施）。

6.擬定逃生疏散路線、計畫訓練。

7.安排模擬演練及更新計畫。

當實驗室發生災害事故時，應以第一時間救出受傷人員為最優先之工作。化學性災害的救護工作在處理上有幾項原則：

1.封鎖危險區域，並了解危害性。

2.處理人員在裝備齊全並且現場狀況不危及人員生命安全情況下，設法停止或限制危害持續擴大。

3.設法將傷患移至安全場所進行急救，並聯絡醫療單位。

4.維持生命現象，轉送醫院處理。

（二）實驗室災害緊急應變措施

(1)火災與爆炸：火災與爆炸是實驗室中最嚴重的災害，火災常導致爆炸，爆炸也常引起火災（表10-1）。

(2)毒性氣體外洩（表10-2）。

(3)化學物質接觸皮膚、眼睛（表10-3）。

(4)遭受電擊（表10-4）。

(5)重物壓傷（表10-5）。

(6)誤食中毒（表10-6）。

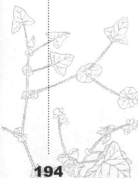

表10-1.實驗室火災與爆炸之緊急應變措施

預防方法	1.充填惰性氣體，使可燃性氣體濃度低於爆炸下限25%以下 2.靜電控制，消除電荷累積 3.保持通風良好，稀釋可燃性氣體 4.設備保持安全距離，防範連鎖效應 5.危險物品的管理
應變處理	1.發現火災時，立即呼救 2.判斷是否能立即撲滅，選用適當的滅火器滅火 3.視情況切斷環境中不必要使用之電、瓦斯、氣體等設備 4.避免讓自己身陷火場中 5.若火勢失去控制，最好關上防火門，靠近窗戶(可呼吸新鮮空氣並呼救) 6.設法離開火場，逃生時記得保護全身避免灼傷。灼傷護理步驟:沖、脫、泡、蓋、送 7.除非有必要協助消防人員，否則遠離火場

表10-2.實驗室毒性氣體外洩事故之緊急應變措施

預防方法	實驗時，務必穿戴護目鏡、防護衣
應變處理	1.使用大量的清水持續沖洗，若沖洗眼睛時，切忌水壓過高，勿自行塗抹藥膏 2.若藥劑附著而被皮膚吸收而引起全身症狀，應先採取急救措施，並儘速送醫

表10-3.實驗室化學物質接觸皮膚、眼睛之緊急應變措施

預防方法	1.化學藥品儲存時，先確定開關鎖緊 2.置於通風良好的地方或化學藥品儀存櫃中 3.氣體鋼瓶定期測漏 4.完成實驗或離開實驗室，先確定鋼瓶閥已經關閉
應變處理	1.先配戴防護具，將傷者迅速移至空氣新鮮處，聯絡醫療單位 2.將毒性氣體外洩源關閉或設法封閉。 3.若無法停止其外洩，將毒氣引入毒性氣體密閉式封袋中，再輾轉處理

表10-4.實驗室電擊事故之緊急應變措施

預防方法	1.皮膚不要直接接觸裸露電源 2.實驗室無使用之插座必須加裝絕緣蓋 3.保持良好的隨手關閉電源的習慣 4.若要進行實驗，必須要有專業人員從旁指導
應變處理	當有人觸電，關閉總電源或利用身邊的絕緣體移除觸電者身上的電源，勿直接用手移除

表10-5.實驗室重物壓傷事故之緊急應變措施

預防方法	1.實驗室設備或玻璃儀器等勿堆高 2.若因實驗需要必須置高，則必須在地面上設置警告標誌或禁止人員進入
應變處理	1.若可移開重物，將傷者受傷部位固定後送醫 2.若暫時無法移除重物，務必立即為傷者止血，使傷者保持清醒，若傷者昏迷，則必須保持呼吸順暢，迅速送醫

表10-6.實驗室誤食中毒之緊急應變措施

預防方法	嚴禁攜帶食物進入實驗室
應變處理	1.重複漱口，飲入大量的水稀釋 2.視其誤飲的物質為何?再決定可否催吐 3.傷者呈現昏迷，衰竭、抽筋現象時，不可催吐，等待醫療救援

六、自動檢查與稽核制度

(一) 自動檢查

自動安全檢查是指對於存在於實驗室之機械設備、工作環境及操作人員的行為動作經常性之糾正檢查，以消弭災害於無形。

自動檢查應注意事項歸納如下：

1.是否實施自動檢查（重點檢查、定期檢查、檢點、環境測定）。

2.是是否訂定勞工安衛工作守則公告實施，並確實遵行。

3.是否依規定做安全衛生標示。

4. 是否有防火、防災急救設施，實驗室滅火器效期檢查，並做噴嘴測試、外觀擦拭保養及檢查，抽查工作人員對於滅火器材及安全防護用具是否都會使用。

5.配電是否符合規定，儀器設備接地檢查，延長線或自行配接電源線予以拆除。

6.環境及設施是否符合勞工安全衛生設施規則。

7.危險性機械及設備是否有合格證。

8.危險性機械及設備是否有合格操作人員。

9.各式機具是否均有安全防護。

10.檢查實驗室是否有足夠的防護用具，實驗安全用防護用具擦拭保養及檢查。

11.各實驗室是否有足夠及有效的急救藥品。

12.人員是否接受一般及特殊安全衛生教育訓練。

13.特化、有機溶劑主管、高壓氣體、X光機操作人員是否接受訓練並具合格資格。

14.化學藥品清點檢查並將藥品櫃上鎖，是否建立物質安全資料表及有害物質清單。

15. 各項機具儀表設施是否有保管及操作人名牌標示並予管制。

16.是否於毒性氣體貯存處，備置吸收劑、中和劑、防毒面具、呼吸器，並標示及管制人員進入。

17.對有機溶劑與高壓氣體鋼瓶各別予以分類儲存。

18.高壓氣體鋼瓶加蓋並予個別固定以免傾倒。

19.制訂緊急應變計畫，檢查逃生口是否通暢，抽查緊急疏散應變及通
報程序是否人人瞭解。

（二）稽核制度

稽核是以系統化、獨立審查方法來驗證已建立原則或標準(政策或程序)
被遵循的情形。

七、實驗室5S 管理原則

（一）整理：將要的物品與不要的物品予以分開擺置

1.停用已久的設備檢討是否繼續使用，如無轉用價值依年限辦理報廢。

2.已報廢設備繳回除帳，將空間騰出。

3.將廢棄的化學藥品、鋼瓶清出來。

4.重新檢視評估將實驗室內不要的東西清出。

5.將無法分開擺置的物品予以標示等待清除。

（二）整頓：將不要的物品丟棄

1.將第1項整理分出不需要的物品予以清除。

2.將不屬於實驗室的物品（食品、鍋碗、瓦斯罐、瓦斯爐等）移出。

3.將未經許可攜入或不使用之有毒、易燃、爆炸物品清出。

4.將設備及器材拆下的紙箱、木箱、保力龍及相關廢棄物品清除。

5.將有害安全非實驗使用東西清除。

（三）清潔、清掃

1.將整個櫥櫃抽屜或整個實驗室打掃擦拭乾淨。

(1)將櫥櫃抽屜及死角清理乾淨。

(2)將整個實驗室打掃乾淨。

2.設備之擦拭及保養。

(1)將整個櫥櫃抽屜擦拭乾淨。

(2)儀器設備表面清潔及潤滑（依隨機操作手冊）。

3.儲藏室之清理、資源回收與管理。

(1)訂定儲藏室管理規則。

(2)規劃適當的儲物架及留出一人寬以上及物品容易進出的通道。

(3)儲藏室之清潔與清理。

(4)將不要的物品分類做資源分類回收。

（四）**定位管理：去除、替代、歸類、重排、合併（便於取用及管制）。**

1.化學藥瓶分類上櫃。

2.工具取用後隨時歸位，放回工具箱或架。

3.導線級儀器相關配件使用後收回原位或分類儲存。

（五）**維持措施：訂定比賽或自己要求自己的規則，使成果保持下去。**

制訂獎勵辦法獎勵優良人員。

第三節　分析方法及儀器確效

確效（Validation），照字面上的意思，就是確定、確認方法有效。舉例來說，藥品在製造的過程中，需要透過層層的確認（品管），來證實藥品的安全性及其品質確實有效、可靠，而為了達到此一目的，就必需針對各種與生產有關的事項、細節，做一串符合科學性的評鑑，包括各種儀器、製造分析方法、製造過程、支援系統……等等，這些過程就統稱為確效。確效就是產品生產過程中，對各項相關事項做出科學性的評價及書面記錄的過程。

在分析確效作業方面主要可分為兩部分：一為分析儀器的確效、另一則為分析方法的確效。

一、分析方法確效

(一) 準確性 (Accuracy)

分析結果與真值的吻合度，以回收率百分比或測定平均值與真值之間的偏差度為表示方法。準確性的確效需以一已知確實含量的樣品或已知純度的原料為標的，此一樣品混合所有處方副成分並添加已知量的藥物，若無法取得所有的成分，或是因劑型特殊，無法取得確知含量的樣品時，可以將定量主成份再添加入產品的方式來進行。

(二) 精密性 (Precision)

對一均質的樣品重覆多次取樣進行分析所得結果的再現性，以標準差或相對標準差的方式表示。精密性的性質可再區分為三者：

1.Reproducibility：再現性，通常指不同實驗室之間的精密性，且此不同實驗室乃進行共同研究。

2.Intermediate precision：中期精密性，指在同一實驗室內的精密性，如不同天或不同分析批次、不同操作者或不同儀器機組分析的結果的再現性。

3.Repeatability：指在同一實驗室內，由同一名操作人員用同一台儀器於短時間內所進行的分析再現性。藥典一般強調的是Repeatability這項指標的驗證。

(三) 特異性 (Specificity)

分析方法之反應值可區別來自其他副成分、分解物及雜質的干擾的能力，最基本的表現即是分析結果的準確性不受外加物質的影響。分析方法最基本需比較單純藥品與含藥成品的陽性反應值及不含藥物空白劑的陰性反應，進一步則是在樣品中再添加適量的其他副成分或純化不純物，比較該樣品在添加干擾物質前後的分析結果的準確性。若是無法取得合適的干擾物質，則可以利用比較法。

即對一已知含不純物或裂解物的樣品，以本法的分析結果與另一確認具有特異性的分析方法(如藥典收載方法或經完整特異性確效之方法)的分析結果做比較，亦可驗證此一分析方法的特異性。但進行此類比較性確效時，樣

品應包括在各種虐待性環境，如光照、高溫、高濕及酸鹼下的貯存品。

ICH 則建議當分析方法為層析法時，分離峰的純度檢測亦應進行，此時可利用光電二極體多波長掃描儀(PDA)或質譜儀(MASS)作同步分析以證實分離峰的純度。

(四) 檢測限度 (Detection limit)

本指標乃是限量試驗所用，指分析方法可偵測之最少量的藥品濃度，其反應值必須可穩定的重覆偵測並有一定的可信度，但無需精確定量。

檢測限度之求取除了重覆分析極低濃度的樣品，以求得可穩定偵測的低限外，ICH則建議在儀器分析時，一般以雜訊值的 3倍為最低有意義反應值，可產生此反應值的樣品濃度即為其檢測限度。雜訊質之計算方法常用的是以至少三個極低濃度樣品、各五次分析，求取三個濃度個別之反應值的平均值與標準差， 3個標準差之平均即為雜訊質，再利用 3個平均值對應其濃度計算線性迴歸之斜率(須代入零值，即假設此一反應為通過零點)，則可計算出檢測限度濃度等於 3倍雜訊質除以斜率。

(五) 定量限度 (Quantitation Limit)

分析方法對標的成分的可精確定量的最低限，如原料藥中的不純物分析方法及成品中的裂解物定量方法須進行此項驗證，其求取方法可以對一系列已知極低濃度樣品進行重覆分析，結果具有可接受的準確性與精密性的最低濃度即為其定量限度。

ICH對於儀器分析則是以反應值為十倍的雜訊值之濃度為建議的定量限度。

(六) 線性與範圍 (Linearity and Range)

指在一特定含量或濃度範圍內，分析方法之反應值以何種線性迴歸計算方式可以準確求出樣本含量的指標，在此範圍內，以此分析結果須有一定的準確性與精密性。一般以一次線性迴歸最小平方法為基本計算方式，計算反應值與濃度間的相關係數、截距及斜率及殘差變異數平方和，若有必要則反應值可先做數學轉換，或者求證線性適合度而以其他迴歸法計算。

ICH建議計算此一線性特性時至少須有 5個不同的濃度，一般定量方法

之確效應至少含蓋期望濃度的 80%到120%，不純物分析則至少為限量規格的50%到120%， 含量均一度試驗則為70%到130% ，溶離試驗則為限量規格的 ±20%。

(七) 耐用性與耐變性(Ruggedness and Robustness)

耐用性指在嚴格的試驗條件控制下，同一批樣品於各種變數下的分析結果再現性，諸如不同實驗室間、不同操作者、不同天 (長時期的)、不同批的試劑、不同的試驗溫度、不同的樣品準備延遲時間等等，都是耐用性的一環，但主要界定的是不同操作者及不同實驗室二項有關分析方法移轉時的適用性。

耐變性其內涵可解釋為系統穩定性，其定義是在分析方法本身各參數的微小變化下，分析結果的再現性，有點類似在做分析條件的最佳化，一般應於分析方法開發階段即須完成，例如反應溫度的微小變化、沖提液混合比例或酸鹼值或流量的小改變等對分析結果的影響。

(八) 系統適用性 (System Suitability)

系統適用性所關切的項目最主要即是耐用性與耐變性，在變異性較大的分析系統中，系統適用性不僅需加以控制，必要時亦得列為分析方法本身的一部份。諸如沖提液混合比例或酸鹼值的穩定性、不同批號的分離管、不同沖提液流速等因素對實驗結果穩定性的影響，甚至人也是屬於系統的一部份。

二、儀器確效

儀器的確效必需在分析方法確效前實施，意思為在進行分析方法確效前，必需對所需使用的儀器或器材先進行基本性能的驗證（3Q）。驗證（Qualification）主要是著重於評鑑系統是否按預期的功能進行，其重點在於核對文件是否正確無誤；驗證（Qualification）和測試（test）不同，測試是鑑定系統中誤差，重點在於評估預測值與實際值的差異。而一完整的儀器驗證計畫包含三個部分：安裝驗證（Installation Qualification；IQ）、操作驗證（Operational Qualification；OQ）、性能驗證（Performance Qualification；PQ），合稱3Q。此外再加上3Q前的驗證－設計開發驗證（Design and Development Qualification；DQ）。

HPLC是近三十幾來年在儀器分析領域中，最重要也是發展最為迅速的儀器之一，其應用範圍十分的廣泛。包括製藥工業、食品製造工業、環保、醫學領域...等等，尤其是在製藥工業中藥物分析研究、藥物品質管理等應用領域。

（一）IQ

本驗證主要目的是在確認所購買的HPLC是否與原訂規格相符，包括：設備或系統鑑別、設備基本資料查驗、設備主要組件查驗、相關零件查驗、安裝規格查驗、現場安裝測試、安裝驗證結果評定。

（二）OQ方面

此步驟是在IQ驗證合格後執行，其主要目的在驗證儀器設備各項操作配備之個別性能，包括機器各部分的開關是否正常、各控制器的基本性能操作（系統壓力極限，Pump流量準確性及線性驗證，溶媒梯度準確度與線性驗證，Autosample驗證，UV detector驗證）、軟體的操作、儀器的清潔及例行保養......等等。最基本需確認操作極限範圍與正常運轉所需操作，之後必需建立設備操作功能之書面資料，確定驗證週期（校正......），在規定時間內完成例行性再驗證，確定機器例行運轉正常，並記錄日常使用情況。

（三）PQ

主要目的除了在測試儀器設備的整體性能外，還必需藉由特定的實驗方法，測試相關人員的操作技巧。之後建立書面資料，確定驗證週期，以後需在規定的時間內完成例行性的再驗證。

HPLC儀器除了要做基本驗證外，還需根據藥典所規定列舉的項目進行系統適用性的驗證；需使用適當標準品，所進行的項目有：理論板數（N）、解析度（Rs）、拖尾因素（T）、容量因素（k）、選擇性因素（α）......等等。

三、儀器校正

實驗室的儀器設備種類相當多，若設備的校正屬性來做分類，可以區分成下列三類：

（一）需定期校正者

凡用於製劑及／或制程管制時之量測等事宜，以做爲產品放行或向主管機關送件用之依據者，都屬於這一類的儀器設備；這些設備必須制訂合理校正的計畫，明訂合理的校正周期，定期以標準品對這些儀器設備進行測試，並判斷所得到的回應是否正常，加以記錄；而標準品的選定必須是 可回溯的，在校正的動作完成之後，必須在這類儀器上貼上"校正標籤"，標籤上至少應具備以下資訊：

1. 最後一次校正日期

2. 校正人員簽名

3. 校正之有效期限

這一類的儀器在實驗室中爲數最多，例如：HPLC、UV／VIS、FTIR、AA、旋光度計、天平、螢光光譜儀、自動滴定儀、崩散度計及烘箱等；這些儀器必須按照既定的校正計劃嚴格執行校正，若發現該儀器有偏離校正容許範圍時，校正者應發出正式之通告，並循標準程式排除障礙。

（二）使用前校正者

本類儀器在使用之前由使用者進行校正，使用者需利用標準品或校正對照標準來核驗這類儀器，並將儀器狀況記錄在實驗室日記中，作爲檢品分析的資料之一。此等儀器需貼有"使用前校正"的標籤，此類儀器設備有些亦需要做定期的校正，並且要有驗證計畫；例如：IR、天平、酸鹼度計總有機碳分析儀及電導等都屬於這類的儀器。

（三）不需校正者

在上述兩類儀器設備之外，另一類是屬於不需要校正的；原因是這類儀器設備的用途。不是用來產生資料，以供官方檢送資料之用。這些儀器所得之資料將不用在任何用途上，其機體上亦應貼上"不需校正"的標籤，此類儀器包括：加熱盤、磁攪拌盤、微波消化裝置、印表機、振搖器、超音波水浴及渦漩攪拌器等。

第四節　CNLA

一、中華民國實驗室認證體系

中華民國實驗室認證體系（Chinese National Laboratory Accreditation；CNLA）為經濟部標準檢驗局於民國79年開始推動。CNLA是以一套認證程序，對校正或測試之公民營實驗室具有執行特定校正或測試的能力，予以公開正式承認。校正或測試能力是以符合ISO/IEC 17025的認證規範與符合ISO/IEC Guide 58的認證條件為基礎。其公開正式承認的方式是以認可證書的頒發與在CNLA文件的登錄為主。

二、CNLA認證原則

1.CNLA在確保符合國際規範ISO/IEC Guide 58與政府相關法規之品質系統下運件。

2.認證規範以CNS 17025（ISO/IEC 17025）為基礎，技術與品質並重。

3.CNLA的認證秉持公正與公平的精神。

4.CNLA的證證要求、評鑑、認可實驗室權利與義務、以及其它相關決定等僅針對認證事項之特定相關事務。

第五節　GLP

世界各國為避免在進行醫藥品研發過程中，研究實驗無謂的重覆與浪費，研究實驗室多採用一致性的國際認證標準－GLP。GLP，就是Good Laboratory Practices的縮寫，我國行政院衛生署翻譯為「優良實驗操作規範」。是對於從事實驗研究的計劃、執行、監督、紀錄、報告和檔案的實驗室，針對其組織架構、工作方法和有關條件所提出的法規，目的就是提高試驗數據的質量和有效性。而符合GLP規範的研究實驗室，稱為GLP實驗室。藥品非臨床試驗優良操作規範（Good Laboratory Practice for Nonclinical Laboratory Studies）包括總則、組織與人事、設施、設備、試驗機構之操作、試驗物質及對照物質、試驗計畫書及試驗之執行、紀錄與報告（參閱附錄6）。

對下列事項應確實執行，並佐以文件紀錄：

1.實驗室中的每一位工作人員需具有適切的資格、經驗及專業訓練；並且以符合規範要求的方式加以組織化。

2.以合適的設備、器材進行實驗，並經過適當地安裝、保養以及校驗，

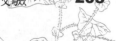

且能系統化地發揮應有性能。

3.應制定有關操作、稽查、校正及維護儀器、器具、裝置、儀表及記錄器之標準操作程序（Standard Operation Procedures，簡稱SOP），明確規定其校正、維護方法及頻率，並嚴格遵循。

4.校驗用溶液、試劑、樣本及對照標準皆經適當地確認與驗明，並於正確的條件下保存。 ．

5.適當記錄科學試驗結果，並將該記錄以合適的方式呈現及保存。

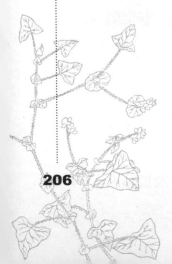

第十一章
統計製程管制

【摘　要】

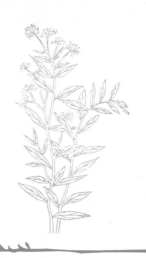

第十一章 風險管理與危機管理

第一節　風險管理

一、風險管理的意義

風險（Risk）是指在未來會影響企業或組織之策略、營運或財務目標達成的不確定因素。風險會造成企業在財務上的損失、利潤減少與倒閉的機會，相對的，風險也會為企業帶來高額報酬與成長的機會。風險管理（Risk Management）又稱為「危險管理」，是企業單位對於各種潛在純損風險的認知、衡量，進而選擇適當處理方法加以控制、處理，期以最低之風險成本達成保障企業經營安全的目標，於事前採用適當的方法來控制預防，若已盡力仍然有損失時，則於事後採取財物措施來恢復原狀。風險管理是利用一個適當的管理過程來確認其所面臨的風險，並且能予以量化，進而選用適當的風險管理方法，來加以控制或處理。

二、風險的種類

1.營運風險

在產品生產、配送或提供服務的過程中，因作業過程中有人員疏失，或未遵守作業流程規定，致使企業蒙受損失，或提供有問題的產品或服務，使得客戶產生抱怨。

2.財務資產風險

(1)財務損失：匯率波動、應收帳款損失、業外投資虧損等，內部或外部的因素造成企業在財務上可能面臨虧損的風險。

(2)智慧財產權損害：智慧財產權遭盜用、營業秘密被競爭對手獲得，造成公司競爭力受損與利潤降低。企業未持續的投資與提升智慧財產權的內容，也會相對的喪失原先的競爭力與優勢。

(3)固定資產損失：因為天災或人禍造成企業重要的生財工具或固定資產的損害。

3.競爭風險

　　企業在所處的環境中可能面臨來自於顧客、供應商、新進入者、替代性商品、現存競爭者的競爭威脅。

4.信用與商譽風險

　　因為營運、財務、競爭力或意外產生的風險，使得客戶對於企業的信用或商譽產生不信任感，對於企業是否能提供品質優良或良好的服務產生懷疑。

5.經營權維繫風險

　　企業集團多角化，若採取企業分割，將部份事業單位獨立成子公司，獨立的子公司在母公司股權逐漸釋出後，有可能面臨競爭對手，或其他市場上有興趣的投資者透過公開市場的股權收購，取得該公司的經營權，母公司可能面臨對獨立子公司的經營權維繫風險。

三、風險管理的目標

　　風險管理的目標可分為：損失預防目標，損失善後目標。

(一)損失預防目標

1.經濟性保證：如何用最低成本來應付損失的發生

2.減少焦慮

3.履行外在的強制性義務

4.履行社會責任

(二)損失善後目標

1.可維持企業繼續生存

2.達成社會責任

四、風險管理程序

　　可分為五大步驟：(一)風險的確認，(二)風險的衡量，(三)風險的決策，(四)風險管理的執行，(五)成效考核回饋。

(一)風險的確認

風險管理的第一步，就是風險確認。要管理問題之前，要先知道問題之所在，風險經常就存在我們生活的周圍，任何的個人與企業體等每天都暴露在風險中。

(二)風險的衡量

評估這些風險如何來量化、發生的可能性為何、推演各種風險發生後可能的狀況，最後要知道這些風險發生後，將付出的代價有多大。

(三)風險決策

風險管理與決策是建立在我們目標設定的前提上，目標的設定是依決策者的風險偏好和所處的環境與性質、法規與習俗、成本與利益而有所不同。

(四)風險管理的執行

透過的管道有下：內部控制、政府與國際組織、民間組織、金融市場、保險市場。

(五)成效考核與回饋

必須適時與適度的修正風險管理策略。風險管理成效的考核與回饋可以提供重要指標，讓決策者知道是否當切鎖定的風險管理策酪有哪些偏差，還是風險結構已經改變，必須重新訂定風險策略。

五、失效模式與效應分析

失效模式與效應分析（Failure Modes and Effects Analysis；FMEA）用以定義、確認及解決在系統、設計、製程及服務還沒到達顧客前已知的潛在的失效、問題、錯誤…等等。

用來提高產品或製程的可靠性，降低往後做彌補改善動作的成本。

(一)FMEA之目的

1.進行新產品的開發、設計時，指出會對品質管理、可靠性、維護性、安全性和環境或公共性造成影響問題點。

2.由於可事先指出問題點並檢討對策，因此可望縮短開發時間、減少開發成本。

3.當作設計審查的檢討資料，指出影響產品壽命的要因。

4.站在使用者的立場，指出操作上的問題點。

5.使新產品量產後，能早日進入穩定生產狀態。

6.縮短裝配時間或評估裝配製程的改善成效。

7.提升製造設備的可靠性和維護性。

8.指出作業時的人員疏失，並予以防止。

(二)FMEA之功能

1.在設計的初期，幫助選擇高可靠度和高安全性的零件。

2.確保所有想像得到的失效模式和效應，在正常的操作情況之下均被考慮到。

3.藉著有效實施FMEA，能夠縮短開發時間與節省開發費用，達到更合乎經濟性的開發。

4.列出失效可能性，並定義失效影響的大小，並且爲矯正措施的優先順序提供一個準則。

5.強化及累積工程經驗，早期正確找出失效原則，並採取因應措施。

6.提供一個基本的測試程序。

7.發展對製造、組合程序、出貨和服務的初期標準。

8.讓員工對品質改善有直拉參與的管道，並藉這管道達成『技術留廠』之目標，不致特殊技術因人員的離開而失散。

(三)FMEA之實施程序

一般可分爲十四個步驟

1.成立FMEA作業小組

組成一個跨單位作業小組，由相關部門遴選出合適的技術人員或直接負責人員，共同參與。

2.實施FMEA作業訓練

要使所有成員都深入瞭解實施FMEA的目的、方法、實施程序及先期應準備之資料等。

3.定義系統流程

針對分析的對象加以定義，即所謂的系統定義，包括系統整體流程及所需基本的功能與規格、系統的整體任務輪廓等。

4.確認系統的任務

如果研究的系統及解析水準中之任一層次任務不明確的話，無法辨別其是否達成賦予的任務，更無法判斷其是否失效。

5.決定分析水準

一般的分析層次區分為系統、子系統、單一組件或模組及零件四個層次，實際分析作業進行時可依生產系統的大小或複雜性，酌予擴大或縮減其層次劃分。

6.建立系統機能可靠性關聯圖

可靠度關聯圖係指在壽命週期內，系統各單元間在可靠度計算上之串、並聯關係。

7.分析各子系統或組件（模組）、零件之潛在失效模式

FMEA作業小組可從相同或類似之歷史紀錄之失效現象來推斷潛在失效模式。

8.選定與整理系統之重要失效模式

以做為FMEA後續分析之基礎。

9.評估失效模式的影響

一般以影響極輕微為『1』至極嚴重為『10』來評分。

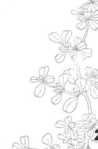

10.分析失效模式的發生原因

　　發生度之估算，以發生次數最低為『1』至發生次數極高為『10』來評分。

11.FMEA現況評估

　　難檢度是以失效因素被檢測出來的難易程度來當做評分的基準，一般而言，對於極容易被檢測出的失效皆給『1』分，而至於極難被檢測出的就給『10』分。

12.研擬改善或管制措施

　　經由前述嚴重度、發生度與難檢度所計算出來的RPN指數值，來決定改進之優先次序，研擬改善計劃或管制措施。

13.改善措施實施後之評估

　　評估是否克服潛在失效問題，消除對系統之影響。

14.FMEA綜合報告與檢討

　　將分析結論重點填入FMEA相關表單，同時應提出綜合報告及建議事項，以做為後續改善的依據。

（四）FMEA表格或程序內所有相關的名詞定義：

a.可能不良模式：係指系統、子系統或零件有可能未達到設計意圖的形式，應該使用規範化、專業性術語。

b.不良模式之可能影響：要清楚地說明是否會影響到安全性或與法規不符，需利用集體的智慧盡可能地預見失效後果。

c.嚴重度（Severity；S）：失效後果對顧客或系統、子系統及零件影響的嚴重級別。評估分為1到10級（表11-1）。

表11-1. FMEA嚴重度

效應	效應的嚴重度	級別
無警告的嚴重危害有	嚴重級別很高。失效發生時無警告	10
警告的嚴重危害	嚴重級別很高。失效發生時有警告	9
很高	系統無法運行（喪失基本功能）	8
高	系統能運行，但性能下降，顧客很不滿意	7
中等	系統能運行，顧客不滿意	6
低	系統能運行，顧客有些不滿意	5
很低	多數顧客發現有缺陷（多於75%）	4
輕微	50%顧客發現有缺陷	3
很輕微	25%顧客發現有缺陷	2
無	沒有影響	1

d.不良模式之可能原因：用於說明設計缺陷的原因或機理。應盡可能用簡潔完整的文字列出每種失效模式所有可能的失效起因和／或機理。

e.發生率（Occurrence；O）：用於描述某一特定起因／機理出現的可能性，意義在於頻度級別的含義而不在於具體的數值，評估分為1到10級（表11-2）。

表11-2. FMEA發生率

失效發生可能性	可能的失效率	級別
很高：持續性發生的失效	>1/2	10
	1/3	9
高：反覆發生的失效	1/8	8
	1/20	7
中等：偶爾發生的失效	1/80	6
	1/400	5
	1/2000	4
低：相對很少發生的失效	1/15000	3
	1/150000	2
極低：失效不太可能發生	<1/15000	1

f.現行管制：列出已經用於或正在用於相同或相似設計中的預防措施、設計確認／驗證或其他活動的方法。

g.難測度（Detection；D）：指系統、子系統採用控制方法探測失效起因／機理能力的評價指標，評估分為1到10級（表11-3）。

表11-3. FMEA難測度

偵測性	由設計控制可探測的可能性	級別
絕對不肯定	設計控制將不能和／或不可能找出潛在的原因／機理及後續的失效模式，或根本沒有設計控制	10
很極少	設計控制只有很極少的機會能找出潛在的原因／機理及後續的失效模式	9
極少	設計控制只有極少的機會能找出潛在的原因／機理及後續的失效模式	8
很少	設計控制有很少的機會能找出潛在的原因／機理及後續的失效模式	7
少	設計控制有較少的機會能找出潛在的原因／機理及後續的失效模式	6
中等	設計控制有中等的機會能找出潛在的原因／機理及後續的失效模式	5
中上	設計控制有中上多的機會能找出潛在的原因／機理及後續的失效模式	4
多	設計控制有較多的機會能找出潛在的原因／機理及後續的失效模式	3
很多	設計控制有很多的機會能找出潛在的原因／機理及後續的失效模式	2
幾乎肯定	設計控制幾乎肯定的機會能找出潛在的原因／機理及後續的失效模式	1

h.RPN（風險優先數）：嚴重度、發生率和難測度三者數值的乘積。在執行中，不論RPN值高低，當嚴重度數值較高時，就應給予特別的注意。

i.建議措施：按RPN排序的結果，提出建議措施減小風險順序數，如無建議措施則填寫"無"。

j.負責部門／人員及完成日期：把負責建議措施執行的組織和個人及預計完成的日期填寫在本欄位。

k.更正後結果：當明確了糾正措施後，估算並記錄下措施後的嚴重度、發生度、難測度數值。

依照上述相關的名詞，所製定的FMEA表格，如（表11-4）所示。

表11-4. 失效模式與效應分析表格

失效模式與效應分析（FMEA）

□設計

□製程

次系統名稱：　　　　　　　編製人：　　　　　　　FMEA日期：

設計製程單位：　　　　　　　　　　　　　　　生產日期：

其他有關部門：

製程說明	製程目的	可能不良模式	不良模式之可能影響	嚴重度(S)	發生率(O)	現行管制	難測度(D)	RPN	建議措施	負責部門／人員及完成日期	更正後結果				
											已採措施	嚴重度	發生率	難測度	RPN
			a	b	c	d	e	f	g	h	k	k	k	k	k

第二節　危機管理

一、企業危機管理的意義

　　企業經營管理是一種有計畫、連續的、動態的活動，因此針對影響經營整體活動的潛在或當前「危機」，企業組織亦應同步運用最小成本，以保護資產、持續營運作業活動和有效的機能、技術為目的，來執行有組織化、計劃化、參謀化、控制化的科學方法及機能管理程序，達到預防、處理、化解危機，減少資源耗費，保持經營成果的動態歷程，稱之為「企業危機管理」。且在執行管理活動中，藉由資訊回饋，不斷修正調適，幫助組織變革、重整與知識庫的累積作為危機管理系統執行作業精進的因應措施，因此企業危機管理是一個生生不息的學習過程，應有長期規劃，從學習自己與他人的經驗中，調整出最適用於企業組織的系統，用以防阻與降低危機情境所帶來的威脅。

二、企業危機事件肇因

(一)分類

依內在與外在，人為與非人為等因素區分為四大類。

1.企業內在的，非人為性危機：如工業意外災害、工安事故、財務困難、破產、電腦故障等。

2.企業外在的，非人為性危機：如天然災害：地震、颱風、水災、聖嬰現象，國際恐怖事件、戰爭。政府危機、巨大環境破壞、金融危機

3.企業內在的，人為性危機：如勞資紛爭、流行性病毒傳染、性騷擾、非法活動、組織衝突、怠工、品管缺失等。

4.企業外在的，人為性危機：如仿冒、罷工潮、恐怖分子、產品遭人下毒、不實謠言散佈等。

(二)企業危機事件重大案例：

1.1980年美國實鹼公司，產品回收危機案。

2.1982年美國嬌生公司，產品被下毒危機案。

3.1996年美國Quigley製藥廠，網路謠言危機案。

4.2000年日本雪印乳業公司，奶粉中毒事件危機案。

5.2002年台積電公司，技術資料被傳送至大陸危機案。

6.2003年世界衛生組織WHO宣佈"SARS"疫區，經濟危機案。

三、企業危機管理的特性

1.從形成的時點區分

(1)潛伏期

就是警告期、危機發生前的階段。通常在危機發生後，回顧過去發生的連串事件，會發現其中會有某些徵兆。

(2)爆發期

事情在此階段已確定發生，無法挽回。多數人所稱之危機，皆屬此階段。

(3)善後期

也稱後遺症期：負責組織應在此時期事先規劃做好準備，縮短此階段的時間，減少阿期惡劣的影響。

(4)解決期

是處理、解決危機的重要階段，應掌握直接、迅速的原則。

2.依危機產生對企業組織威脅性程度區分：

三項影響標準為：A.可能造成損失價值的多少？B.可能造成損失機率的大小？C.有限時間的壓力值？

3.企業危機管理具時間的緊迫性：

危機的突然產生，決策管理者常需要在有限的時間下，作出快速的處置反應。如平時疏於準備又有資訊不足之狀態，會忽略其他部屬部門之意見，而影響決策品質。因此唯有藉不斷的學習和經驗累積，來克服這項特性的障礙。

四、企業危機管理的分類與步驟：

企業面臨危機有時無法一次解決，因此組織可以將危機情境，依其輕、重、緩、急作釐清，以使危機管理之目的能有效完成。

1. 立即性危機管理：意指危及組織之事件（如風災、水災、地震）發生時，如未立即加以處置，恐將引起嚴重後果或軒然大波，會對組織或領導者，產生立即性的衝擊與影響。

2. 發展性危機管理：意指危機的徵兆（如組織風紀問題、產品品質不良率提昇）已經出現，雖尚未有立即衝擊性之影響，但仍必須予以有效處理，以免擴大影響組織發展或動搖組織之根基。

企業危機管理可分為六個階段：

第一階段、預防危機發生：預防是控制危機最省錢也最簡單的方法。雖然「完美的預防是完全不可能達成的」將所有可能為公司帶來麻煩的因素列出，思考那些因素可能造成的後果並估計其涉及的成本，即先構思對策，實為必要中之必要措施。

第二階段、擬妥危機計劃：事先擬好計劃以應付災難發生的不良後果。包括行動計劃、溝通計劃、防災演習及確立企業組織內外部基本關係。為避免面臨實際狀況無法執行，應確實按演練計劃不定期操作，以建立面對危機的自信和真正處理的能力。

第三階段、嗅到危機的存在：企業應建立一套危機通報系統，系統中除了負責預防危機的人外，更涵括各相關部門。

第四階段、避免危機擴大：此一階段危機管理的重點：停止出血。以合理果斷的行動代替沉默。

第五階段、迅速解決危機：掌握時機和速度，可以將風險和可能的損失降到最低。企業內外部資源的整合運用是重要的關鍵。

第六階段、化危機為轉機：正確無誤地執行前述幾個步驟，未讓危機更形惡化就有機會回收部分損失，修補先前的混亂。

五、企業危機處理

(一)發現危機才能處理危機

危機意識是深刻體認到危機的存在，並界定危機的本質標準。其最大的障礙是自滿。危機處理的第一步在於預防。應以強烈的危機意識為基礎，明列：界定、發現危機的標準。

企業危機的鑑定方法有八種：

1.危機列舉法：有系統、全面性的將企業危機列舉出來。

2.草根調查法：係針對組織基層，所做的企業危機調查，以探索企業各部門員工對於公司當前所面臨的危機。

3.報表分析：常用的方式包括財務報表、訂貨、出貨與退貨單據、業績與獎金等。

4.作業流程分析：以工時分析、企業作業流程分析等來改善工廠作業與企業營運的效率。

5.實地勘驗：屬於事前預防，先期掌握企業危機的各種徵兆。主管必須到第一線，才能爭取時間、了解狀況，並直接進行處理。

6.企業危機問卷調查：進行系統性的調查，來發掘有關企業方面的危機。

7.損失分析：是一種屬於事後檢討，並從失敗的經驗中學習，以尋求將來改進的方法。其目的不在統計企業的損失，而是在清查事故的原委。

8.大環境的考量：要觀察整個大環境的交互影響關係。大環境包括：

   (1)企業組織內的環境

   (2)社會環境

   (3)政治環境

   (4)立法與執法的環境

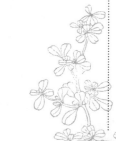

(5)經濟環境

(6)及決策者認知的環境

(二)企業危機應變小組

危機應變小組可由企業總經理或某些技術專家組成，必須定期集會檢討應變計劃。專案小組涵蓋面要廣，包括有總務、對外聯繫、宣傳、保險、法規、補給、製造、修復、當地派遣服務等。

我國中小企業著重人事成本負擔之考量，不易設置編組周全的組織；建議設立加油鼓勵的機制，有助於使參與危機處理的成員，面對威脅與挫折時，提昇精神戰力。

(三)企業危機應變計劃

危機事件的處理，本身就有一定程度的困難，所以事前需要完整的危機管理計劃。企業無論大小、產業別都應該有危機應變計劃。沒有例外，只是程度的差異而已。好的危機應變計劃，事先能決定應付危機所需的人力和物質。而對突發狀況，可節省許多寶貴時間和掌握處理先機。危機應變計劃就是緊急事件處理計劃，會有許多假設問題和問題的選擇答案。研究資料顯示，一個沒有應變計劃的公司比具備應變計劃的公司，面對危機時，其後遺症會長達2.5倍以上。

所以危機管理計劃首先必須清楚界定危機爆發的各種狀況，其次才提出各類危機的處置方案與預備方案，經過評估後落實執行力。

(四) 危機處理手冊

明定權責與簡單、明確的標準作業程序（SOP）。

1.依企業之主要管理部門：生產、行銷、人力資源、研發、財務與決策層，分別詳列不同程度（輕度、重度、嚴重、毀滅）危機之危機因子、判斷標準、警訊的信號與處理程序。

2.詳列各類危機之權責、督導層級與職務代理、支援制度。

3.有關災害發生時，停工的程序與權限的賦予，指揮場所的替代。

4.與企業有關之人員，其人身安全、保護與防衛的最高處理原則。

5. 與企業有關之財產，保護、保全原則。

6.與同業間、政府商定之相互支援體系。

7.與媒體、政府、企業關係人等之聯絡、溝通程序與方法。

（五）產品回收管理危機處理

產品回收管理手冊如（表11-5），作為本節的一個範例。

表11-5.產品回收管理手冊

項目	事 前 回收準備	事 中 回收管理	事 後 認知回收成功
策略及規畫	建立回收準備的重要性 指定回收時的任務 制定回收手冊	成立回收反應小組並決定回收的嚴重程度 決定回收的型態及範圍 擬定回收計畫並確實執行 規劃產品的再導入	擬定解除計畫以讓回收活動畫下一個句點 擬定並執行產品再導入計畫 檢視整個回收活動 向回收反應小組致意並對所有參與者表示感謝
產品發展	推行全面品質管理、產品測試及研究舊產品 在新產品發展階段即考量回收的可能性、產品安全性及追蹤性	找出產品故障的原因 決定對顧客的補償措施（包括產品更換） 修正引發產品故障的設計缺失	確認研發過程中何處有問題，因而導致產品故障 觀察顧客對更換產品及再導入產品的滿意度
溝通	確認回收活動的關係人 在關係人心目中建立起組織的信用 將回收納入公司危機溝通計畫的一部份	快速表明公司已發現問題並提出公司對關係人將採取的措施 慎選媒體及決定溝通訊息 宣布回收 公佈回收進度	向顧客及其他關係人再度保證 宣揚成功的故事 藉由廣告及促銷活動重新建立或增加品牌加盟

第 十 二 章
智慧財產與專利

【摘　要】

第十二章 智慧財產與專利

第一節 知識經濟

　　1995年萊斯特梭羅（Lester C. Thurow）於「經濟合作與發展組織」OECD提出「知識經濟」(Knowledge Economy，或稱Knowledge-based Economy)一詞，將其界定為與農業經濟、工業經濟並列的新經濟型態，亦即以擁有、分配、生產和使用「知識」之生產要素為重心的經濟型態。Lester C. Thurow說到：『我們正在經歷自十七世紀末蒸汽機發明以降的「第三次工業革命」，其範疇涵蓋「微電子科技」、「生物科技」、「新人工材料技術」、「通訊與電信」、「電腦科技」與「精密微型機械技術」等六大類科技。它們彼此間的互動發展與配合運用，創造新的生產方式和工作種類，甚至改變人類的生活形態和思考模式。如何使全體人類在新的世紀中都能合理地分享新科技所創造的生活品質，並在地球上永續長存，才是「財富」真正的意義所在』。

一、知識的定義

　　知識就是『知的資產』，廣義的包含資料（Data）、資訊（Information）、知識（Knowledge）與智慧（Wisdom）。知識是一種流動性質的綜合體，其中包括結構化的經驗、價值、以及經過文字化的資訊；知識是資訊、文化脈落以及經驗的組合；一「有充分根據的真實信仰」。也就是知識為個人以真相為目標，不斷調整個人信仰的動態人文過程。有關資料、資訊、知識與智慧的定義如（表12-1）。

表12-1. 資料、資訊、知識與智慧的定義

項目	定義
資料	就是原始資料
資訊	就是有目的地整理資料成為可用資源
知識	就是藉由分析資訊來掌握先機的能力
智慧	就是以知識創造價值

因此，未經整理的文字、數據、符號、圖片是資料；針對某種目的，將資料加以整理、分析後所得的結果是資訊；知識是資訊加上經驗，經過整合後，在生活上表現出其實用價值。所以，資料是構成知識的基本元素，它本身沒有任何意義，資訊是經過整理以後的資料，具有目的性，知識是資訊經過整理、分析與整合等加值過程，能夠運用在生活上，具有實用的價值，可以作為決策的依據或指標。

二、知識經濟的定義

　　知識經濟泛指以「知識」為「基礎」的「新經濟」(New Economy)運作模式。知識經濟的定義如（表12-2）。知識經濟與工業經濟的特質的差異，如（表12-3）所示。

表12-2. 知識經濟的定義

組織方案	時間	定義
經濟合作發展組織(OECD)	1996	以知識為基礎的經濟即將改變全球經濟發展型態，知識已成為提升生產力與經濟成長的主要驅動力
世界銀行	1998	經濟不僅建立在時值資本及技能累積上，還建立在資訊、學習和知識吸收改造上
行政院知識經濟發展方案	2000	所謂「知識經濟」，係指直接建立在知識與資訊的激發、擴散和應用之上的經濟，創造知識和應用知識管理與效率、凌駕於土地、資金等傳統生產要素之上，持為支援經濟不斷發展的動力

表12-3. 知識經濟與工業經濟的特質

特質	知識經濟	工業經濟
推動力量	電子、資訊革命	蒸汽機、電器革命
核心要素	知識（科技為主）	資本＋天然資源
經營系統	資訊化、智慧化	機械化、自動化
產業結構	知識產業為主體	製造業為主
人力結構	知識生產工人占80%	直接生產工人占80%

生產方式	小量化、個性化	大量化、標準化
生產力	知識生產力（新指標）	勞動生產力
資產要素	無形資產為主	有形資產為主
管理對象	物流、金流	資訊流、知識流
報酬方式	工資制	業績分紅制
經濟成長模式	循環週期性	長期持續成長性
基礎建設	公路、鐵路、航空網	高速資訊網、知識網

三、新經濟體系

新經濟體系是以創新為基礎的經濟網。其特徵為：

1.新經濟的主要動力是創新。

2.在創新的公司中，產品生命週期的定律崩潰瓦解了。

3.在今日的全球經濟中，公司若將其領導地位視為當然，它會很快的發現，忽然之間，它又到了殿後的位置。

4. 創新帶動了經濟和生活的每個層面。

5.產品與服務的領導地位是在創新經濟中的致勝方法之一。

傳統經濟認為知識是一種力量，而財產權是私有的；拓展空間的廣度，並使文化成了工業；提供資訊的仲介、由合約決定交易、虛擬複製現實。數位經濟知識成為一種產品，且財產權是共有的；追求空間的深度，並使工業成了文化；提供資訊的仲介、信任才有網路、虛擬就是真實。知識經濟時代、工業經濟時代及農業經濟時代等三種經濟體系發展特徵，如（表12-4）所示。新經濟與傳統經濟的特徵差異如（表12-5）所示。

表12-4. 經濟體系各階段發展特徵

	農業經濟時代	工業經濟時代	知識經濟時代
	17-19世紀初期	19-20世紀末	20世紀末
財富特徵	土地	機器	知識
工作時間	日出而作，日落而息	朝九晚五，三班制	跨越時間與空間的藩籬
組織型態	封建社會	企業型態 (勞方/資方)	全球化，虛擬化
合作模式	勞力密集，團結力量大	勞力、技術交互應用	虛擬團隊，協同作業
成敗關鍵	經驗/勞力	技術/品質	專業/創新/速度

表12-5. 新經濟與傳統經濟的特徵差異

特徵差異	項目	傳統經濟	新經濟
經濟特徵	市場	穩定	動態
	競爭範圍	國內	全球
	組織型態	層級式、官僚威權式	網路式、企業功能導向
	企業跨區移動性	低	高
	區域間競爭程度	低	高
產業	生產組織	大量生產	彈性生產
	主要生產因素	資本、勞力	創新、知識
	主要技術驅動力	機械化	數位化
	競爭優勢來源	規模經濟、降低成本	創新、品質、進入市場的時機
勞動市場	研發創新之重要性	中度	高度
	與其他廠商之關係	單打獨鬥	聯盟及共同研發
	工作技能	專業技術	廣泛技術、跨業訓練
	教育訓練	單一技術	終生學習
	雇主關係	對抗關係	合作共存
	就業特性	穩定	充滿風險與機會

政府功能	企業與政府關係	強制性	協助企業創新與成長
	政府管制	命令與控制	市場導向、彈性

第二節 創新

一、創新的定義

「創新」爲廠商採取一種足以改變其生產可能性的新生產程序或生產方法。「創新」與「發明」二者是不同的。發明爲科學性的活動，而創新則注重在商業利益的經濟活動。創新是「新概念、製程、產品或勞務之創造、接受與執行」。創新爲一個過程，該過程包含用以創造和採用新的、有用的事物之知識或相關資訊。

二、創新的分類

創新可以分為下列五種：

1. 技術的創新：透過知識的使用，來創造和執行新的技術。而其結果可以是「產品創新」亦可以是「製程創新」。

2. 管理的創新：使用新的管理方法和系統。

3. 社會或組織的創新：用新的人際互動型態。

4. 金融創新：保障和運用資金的新方法。

5. 行銷創新：產品及服務的新行銷方法。

「研究發展」是從無中生有之功能，涉及高級知識創新活動，「在競爭市場，不創新就死亡」。

研發六步驟：

1. 構想收集。

2. 構想篩選。

3. 商業分析。

4.產品的工程發展。

5.產品試製及市場試銷。

6.產品上市。

三、產品創新

產品創新可針對產品組成十大因素中任何一個因素進行改變，即成為全新品或改良品：

1.產品的功能。

2.產品的原料。

3.產品的大小。

4.產品的規格。

5.產品的品質。

6.產品的品牌與標示。

7.產品的式樣、流行與色彩。

8.產品的包裝。

9.產品的保證。

10.產品的維修與服務。

根據產品對市場的新奇程度，將新產品分為六大種類。

1.全新的產品：創造一全新市場的新產品。

2.新產品線：使公司首度進某一現有市場的新產品。

3.現有的產品線外所增加的產品：補充公司既有的產品線的新產品。

4.現有產品線的改良更新：能提供改進性能或較大認知價值及取代現有產品的新產品。

5.將原有產品重新定位：將原有產品導入至新市場或新市場區隔。

6.將現有產品的生產成本降低：提供性能相近但成本較低的新產品。

四、技術創新績效衡量

創新績效的衡量通常重視有形成本效益之考量，而忽略形成效的衡量；而技術創新績效則更難予以完整且具體的加以量化衡量。企業取得技術之最終目的，並不是獲得技術，而是藉由技術的取得之行爲手段，來達成改善其國內外市場行銷能力的目標。

技術創新績效衡量方法，較爲廣泛使用的標準是：

1.創新成果的品質。

2.目標達程度。

3.即時完成工作數目。

4.研究工作之效率。

5.研究方案完成比率。

6.研究成果被公司採用之比率。

九項指標衡量新產品發展績效：

1.新產品銷售額佔全公司銷售額之比率。

2.新產品成功上市程度。

3.研究發展計畫超前之程度。

4.研究發展計畫達成目標之程度。

5.新產品所獲利益超過投入成本之程度。

6.新產品開發失敗和中途終止之比率。

7.新產品所獲利益對公司利潤貢獻的比率。

8.新產品開發相對於主要競爭者成功的程度。

9.整體滿意度。

第三節 智慧財產權

智慧財產權乃是從人類思想、創意到成果一連串的智慧結晶,且具有無形或有形的價值,而透過智慧財產權的保護,他人無法以不正當的手段擁有或實行之。智慧財產權是人類智力創作成果中具有財產權利者,所謂財產意味必須得到許可才可以使用。

智慧財產權包括:文學藝術及科學作品,表演藝術者之表演、錄音製品及廣播,人類一切活動領域的發明,工業外觀設計,商標、商業名稱及地理標識,植物新品種、積體電路電路佈局等。

智慧財產權具有四項特點:

1.智財權的法律效力有時間上的限制。

2.智財權的法律效力,在空間(地域)方面是有一定的範圍。

3.智財權的成立,通常需要經過一定的申請及審查。

4.智財權所保護的成果,通常是需要耗費大量的時間、資金、人力,也就是說需要很高的成本才產生出來的結晶,但是要侵害它,卻是輕而易舉。

一、專利

專利乃政府為了鼓勵創作人/發明人,將其發明公告出來與大眾分享,以促進資訊與技術之流通,提升產業發展,而依發明人之申請,賦予發明人該項發明之排他權(參閱本章第四節 專利與專利法)。

二、商標

為保障商標專用權及消費者利益,以促進工商企業之正常發展。商標之使用,係指為行銷之目的,將商標用於商品或其包裝、容器、標籤、說明書,價目表或其他類似物件上,而持有、陳列或散布。

商標自註冊之日起,由註冊人取得商標專用權。商標專用權以請准註冊之商標及所指定之商品為限。商標專用期間為十年,自註冊之日起算。申請延展,每次延展以十年為限。商標權與專利權的差異(如表12-6)。

表12-6. 商標權與專利權的差異

差異	商標權	專利權
審查	審查國內資料	審查國內外資料
實施權	有	不一定有
期限	屆滿後可不限次延展	二十年
特點	信譽累積	壟斷

三、著作權

著作權採創作主義，即創作完成時即享有著作權，不需至內政部作著作權登記。惟昔日實務上均辦理登記以取得雙重保障。依著作權法第十條之規定，著作人於著作完成時享有著作權。

我國著作權法對著作的保護，是採「創作保護主義」，即創作完成時即享有著作權，而非「註冊保護主義」。

著作權法第十條之一則規定：依本法取得之著作權，其保護僅及於該著作之表達，不及於其所表達之思想、程序、製程、系統、操作方法、概念、原理、發現。著作財產權權利存續期限則是：著作人之生存期間及其死亡後五十年。若著作人為法人，其著作財產權存續至著作公開發表後五十年。

四、營業秘密

營業秘密法第二條將營業秘密定義為：係指方法、技術、製程、配方、程式、設計或其他可用於生產、銷售或經營之資訊，而符合下列要件者：

1.非一般涉及該類資訊之人所知者。

2.因其秘密性而具有實際或潛在之經濟價值者。

3.所有人已採取合理之保密措施者。

營業秘密可分成工業秘密與商業機密兩大類。前者係指含有科學、技術性質的營業秘密，例如為公開之製程、配方、機械、設備及方法等；後者具有商業性質的秘密，例如顧客名單、價格表、供貨來源、會計技巧等。

營業秘密不需要審查的程序，但湏具備下列特性：

1.秘密性。

2.經濟上價值性。

3.新穎性。一旦洩漏，即喪失其權益。

營業秘密的防範措施：

1.使員工瞭解營業祕密保護的重要性及法律責任

　教育員工營業祕密之意義，並告知其相關之法律責任，使員工瞭解何種知識需要保護，及警惕員工相關法律責任。

2.盡善良管理人注意義務

　所謂善良管理人注意義務係指員工應盡相當知識經驗之人，所應有之注意義務。

3.不要將公司營業祕密洩漏予未經授權得知第三人

　如非其權限及業務範圍，則無得知該營業祕密之必要。以避免增加營業祕密洩漏之風險

4.注意營業祕密提供者是否取得合法授權

以避免涉入商業間諜案，而被課予法律責任。

5.不要將前公司之營業祕密用於現任職公司

　尤其是研發人員，主管應告知員工其法律風險，避免公司無端洩入紛爭。

6.公司內部應制訂營業祕密保護守則

　以使將來在法律上主張之營業祕密範圍得以擴張；及於涉入員工個人侵權或刑事紛爭時，公司得以該守則做為證據，主張乃純屬員工個人行為，與公司無關。

第四節 專利與專利法

萊斯特梭羅揭示，在知識經濟時代中之財富金字塔裡，創新突破是成功新利基，新技術導致財富重新分配，知識能讓技術更上一層樓，進而創造高經濟成長率。所以，由創新衍生之智慧財產的擁有及控制，則有賴專利保護。近來有關專利侵權、著作權等智慧財產權糾紛的新聞不斷，如大學生非法持有MP3、飛利浦向國內廠商索取CD-R權利金等事件，在在顯示智慧財產權之重要性。

專利法翻修的腳步極快，尤其是我國加入世界貿易組織（WTO），最近一次修法是2003年2月6日修正，此次修正廢除了異議程序、新型專利改採形式審查等重大的修正。

一、專利與專利法概要

(一) 智慧財產權

智慧財產權是人類智力創作成果中具有財產權利者，傳統上原指著作權，而不及於工業財產權，所謂財產意味必須得到許可才可以使用。就專利而言，專利權係指說明書上記載的資訊（Information），並非說明書本身，說明書乃是記載權利的載體。

依世界智慧財產權組織（World Intellectual Property）公約，簡稱WIPO，WIPO規定智慧財產權包括：文學藝術及科學作品，表演藝術者之表演、錄音製品及廣播，人類一切活動領域的發明，科學發現，工業外觀設計，商標、服務標章、商業名稱及地理標識，防止不當競爭，其他權利（如植物新品種、積體電路電路佈局）。

(二) 工業財產權

工業一語依巴黎公約（Paris Convention）之規定，其含義甚廣，包括工商業、農業及礦業，用來保護及維持工商業經濟活動者，與屬於創造性較低的商標、商業名稱，以及有保護期限的智力創造、發明、工業外觀設計，而不包括著作權及相關權利。

(三) 專利法

專利法（Patent Law）主要用來保護發明（Patent），巴黎公約中雖然未對Patent加以定義，但就其提到之Patent就是指發明專利，新型專利則稱為Utility Model。

(四) 專利的定義

1.專利是指申請、審查、核准，到取得專利證書之一連串行為。

2.專利常指專利權，得依專利法保護之對象。

3.專利指保護之發明客體（即發明本身而言）。

(五) 智慧財產權的特徵

智慧財產權所保護的客體，係智力創作的成果，是無形的，所以其取得、持有、性質、範圍及侵權行為之處理，均與有體財產有很大的不同。智慧財產權的特徵如下：

1.專有性、排他性：智慧財產權專屬於權利人所有，未經權利人許可，任何人都不能利用，所以一旦擁有智慧財產權，其排他效力很強。

2.地域性、屬地性：智慧財產權係由各國政府依其本國法律所授與者，因此，只有在本國國內有效。

3.時間性：智慧財產權有其時限性，因期限屆滿而失效，專利權期滿後，變成公共財，人人均可自由利用，繼續創新發明。

(六)專利制度的目的

藉公開權利人的技術內容，給予一段期間之技術壟斷，以鼓勵研究發展新技術、技術移轉，以促進產業發展。因此，專利制度若不健全，將嚴重影響技術之研發，不利產業發展。

(七)專利保護之客體

1.發明：在說明我國專利法對於發明之定義前，先看看美日等國及組織對發明之定義。世界貿易組織（World Trade Organization；WTO）之與貿易有關之智慧財產權協定（Trade-related Aspects of Intellectual Property Rights；RIPS）之定義為：各類技術領域內之物品或方法發

明，具備新穎性、進步性與實用性者；日本特許法採概括式定義：利用自然法則技術思想之高度創作；美國專利法對發明專利之定義採列舉式：新而有用之製法、機械、製造品、物質的組成或其他改良品。WIPO也是採概括式定義：發明人之一項思想能實際解決技術領域之某個具體問題，能實際解決問題之技術方案，必須利用自然法則之技術，只要是技術方案，不論是新發明或改良他人的發明，都可以取得專利。我國對發明之定義，與日本類似，也是採概括式定義：稱發明者，謂利用自然法則之技術思想之高度創作（專利法第十九條）。另規定不給予發明專利之標的共有六項：動、植物新品種(但植物新品種育成方法不限)，人體或動物疾病之診斷、治療或手術方法，科學原理或數學方法，遊戲及運動之規則或方法，其他必須藉助於人類推理力、記憶力始能執行之方法或計畫，其發明會妨害公共秩序、善良風俗或衛生者（專利法第二十一條）。

2. 新型：物品之形狀、構造或裝置之創作與改良（專利法第九十七條）。新型專利係鼓勵創造性比較低的實用品（Utility Mode）。新型專利為補充發明專利不保護小發明之不足，提供快速保護。新型專利申請件，自2004年7月1日以後皆採形式審查，可大幅縮短審查時程，提早賦予專利權；另外對經形式審查之新型專利申請案，任何人均可以申請新型專利技術報告，若未申請或未盡注意即行使權利者，如該專利權被撤銷，恐要負擔損害賠償責任。

3. 新式樣：對物品之形狀、花紋、色彩或其結合之創作（專利法第一百零六條）。新式樣是指能以工業方法製造，能不斷複製之設計，屬於美學思想之創作，不論其實用性，或是否屬利用自然法則之技術思想之創作。新式樣與著作權之關係，由其保護之範圍區分，著作權保護的是複製權，新式樣保護的是製造、販賣及使用。

(八)有權獲得專利者

1. 發明人：對發明創造之實質性特點有技術貢獻者。

2. 發明人之受讓人、繼承人：如受僱人之發明因屬僱傭關係中執行職務產生之發明，公司具有申請專利之權。

二、專利申請

(一) 專利申請文件

專利申請文件直接影響發明創作能否取得專利保護及其保護範圍之大小。其申請以書面為原則，主要包含文件形式、內容、優先權主張及繳費等。

1.申請日

申請日確定，乃是先申請主義最重要之認定，我國申請日須具備說明書（包括申請專利範圍)、必要圖式、宣示書及申請權證明書（如受讓人之受讓書）。

2.申請專利範圍

專利範圍（Claim)，是指擬保護之範圍而言。申請專利範圍之記載方式，有所謂獨立項、附屬項等，獨立項是指目的效果所不可或缺的必要技術內容，附屬項則進一步對獨立項加以限定或附加，附屬項之作用，在於獨立項之範圍太大致與先前技術無法區分時，可將附屬項之技術特點併入獨立項，而與先前技術產生實質差異，才能取得專利權。申請專利範圍要以說明書為依據，不得超出申請時之內容。

3.優先權

優先權日與申請日不同，優先權日之效力係作為判斷新穎性、進步性之基準日（並非申請日本身），以及作為先後申請日之判斷基準日。優先權制度揭櫫於巴黎合約，主要為使發明人之相同發明，不會因申請手續準備不及等原因，或者有公開或實施等事實，而喪失新穎性，並賦予在優先權期間內可分別向多國申請專利，以取得多國保護，然而，因我國並非巴黎公約會員國，因此，要與我國相互承認優先權之外國始可享有優先權，主張優先權者，其專利要件之審查，以優先權日為準，申請人以在與我國相互承認優先權之外國第一次提出申請專利之發明作為依據，並於一年期間內又在我國提出該申請專利之發明進行專利要件之審查時，以在該外國第一次提出申請專利之日期，作為判斷新穎性與進步性的時間基準日（專利法第二十四條）。優先權日、核准日與申請日之判斷如（圖12-1）所示。

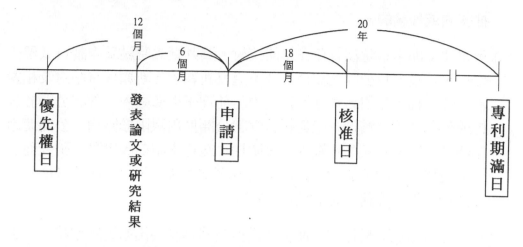

圖12-1. 優先權日、核准日與申請日

4.微生物寄存

　　由於我國非「布達佩斯條約」（Budapest Treaty）成員，且專利法未承認國外寄存，故有關微生物專利有寄存必要時，應寄存於國內寄存機構（食品工業發展研究所），且申請微生物專利必須與我國有互惠之國家，如美國、澳洲、英國、紐西蘭。（布達佩斯條約目前共計指定十九國之三十一個寄存機構）。

(二) 專利申請單一性

　　兩個以上發明利用上不可分，並具有相同或相應之特定技術特徵者，可以在一個申請案中主張。亦即原則上一發明一申請，發明如有關聯性，則可在一案內申請二個以上的發明。

(三) 先申請主義

　　二人以上有同一之發明，各別申請時，應就最先申請者准予發明專利。

(四) 申請之審查

　　我國對於專利之審查，採用實質審查制，其優點是取得的專利可靠性高，缺點是審查的時間較長（約十八個月）。專利必須具有產業上利用性、新穎性及進步性等三個特性，才能符合專利之要件。

1.產業上利用性：申請之專利必須能按照一定規模通過技術手段利用該發明者。產業的範圍很廣泛，不限於工業而已，所以產業上利用不是

抽象的或理論的。

2.新穎性：即申請時沒有存在相同技術，其判斷之時點為申請日或優先權日，若為同日公開之技術，則不違反新穎性。新穎性有絕對及相對新穎性二種，相對新穎性是指在申請前均不得於國內、外有公開於刊物或公開使用之情形，絕對新穎性就公開使用只限於國內之公開使用（我國採用）。不喪失新穎性之寬限期，包括申請前因實驗、研究而發表或使用，或陳列於政府主辦或認可之展覽會，可以在發表或展覽後六個月內申請專利，而不影響其新穎性。

3.進步性（非顯而易知）：進步性是指發明具有突出的實質性特點和顯著進步，此一特性是專利審查上最重要也是最困難之處。要依技術類別之不同，以發明所屬之技術領域之人為判斷依據，不應有後見之明的心態。新型專利之進步性判斷，與發明專利之進步性判斷只是程度上之差異，沒有本質上之不同。

三、舉發、授與及侵害

(一) 舉發

專利公告後三個月內任何人均得提起舉發。

(二) 授與

取得專利權後，對他人行使權利，屬財產權之行使。發明專利期間自申請日起算二十年，但專利權之效力係自核准專利後始有排他之效力，因此，申請日之前他人實施相同專利者，具有先用權，縱使日後取得專利，他人仍得繼續使用該發明；申請日之後，取得專利之前，並無排他效力，但在此階段實施之發明並無先用權，於取得專利後，他人即不得再實施相同專利，否則即屬侵權；專利期間自申請日起算，而不自核准公告日起算。

1.醫藥品、農藥品專利期間延長：醫藥品、農藥品或其製造方法發明專利權之實施，依其他法律規定，應取得許可證，而於專利審定公告需二年以上者，得申請延長專利二至五年，並以一次為限（專利法第五十一條）。

2.專利權的效力：專利具有排他權，未經專利權人許可不得實施該專利，但有專利權不一定有實施權，當某一專利權係附屬於他人專利權

之下時，若未取得他人同意，不能僅因其亦有專利權，而得免於侵權責任。排他的範圍包含製造、販賣、使用及進口。產品專利權，不論以何種方法製造，都受到保護。如甲取得之專利為A+B+C，乙取得之專利為A+B+C"如（圖12-2所示），C"為C之特殊態樣之一，因甲專利之故，乙不能販賣A+B+C"之產品，相對的甲也不能販賣A+B+C"，否則會侵害乙之專利。

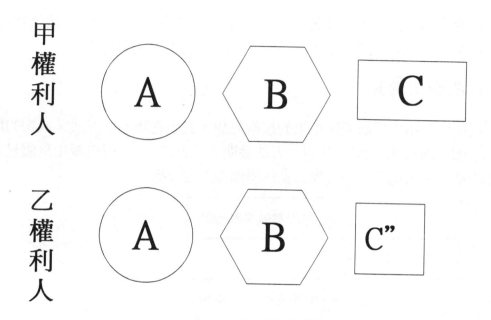

圖12-2. 專利權的效力之圖示

3.方法專利：產品方法專利效力及於依該方法所直接生產之產品，直接是指產品依該方法直接產生之原始產品，且包括有密切關係之加工產品。若加工後變成不重要的部分，就不及於該產品。

(三) 侵害

　　未經專利權人同意，實施專利的行為稱為侵害，可分為直接侵害、間接侵害，間接侵害是指第三人將與實施該發明有關之必要組成部分，提供給無權實施之人，且明知該必要部分，是適用或打算用來實施該發明。侵害的主張只有專利權人、專屬被授權人才可主張。

第五節 專利申請與侵害鑑定

　　專利制度是對開發新技術之發明者，以公開其發明，使公眾得藉由此項公開而知其發明，作為交換條件，而賦予專有排他性之專利權，以代償公開其發明之制度，其目的旨在鼓勵、保護、利用發明，以促進產業發展。

一、發明之定義與限制

　　在進入專利如何申請與審查內容之前，首先要了解「發明」為何物(發明之定義)，以及我國專利法對於發明之限制及發明之排除條款。

（一）發明之定義

　　發明係利用自然法則所產生的技術思想，表現在物、或方法、或物的用途上者如（圖12-3所示）。其中，方法發明之「方法」，係指為產生具體且非抽象的結果，所施予之一系列的動作過程操作或步驟。

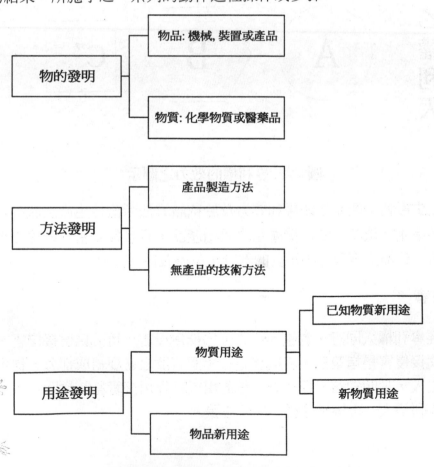

圖12-3、發明類型之分類比較圖

（二）非屬發明之類型

非屬發明之類型，亦即專利法對於發明之排除條款，大致可歸納如下：

1. 自然法則本身：發明應爲利用自然法則之技術思想之創作，以解決技術課題，達成所期待的發明目的，如Beer's Law等自然法則，其本身未被利用而表現成發明之技術內容。

2. 單純之發現：創作是發明的一大要素，因此，天然物及自然現象之發現等，並無創作行爲，也非利用自然法則之技術思想之創作，而僅爲一種發現行爲，非屬發明之類型。

3. 違反自然法則：申請專利技術內容中之一部份如違反自然法則者，則非屬發明之類型。

4. 非利用自然法則者：申請專利之標的，係利用自然法則以外之法則所創作者。

5. 非技術思想者：包括(1)技能，即依個人之天份及熟練程度方能達成者；(2)單純資訊之揭示，即僅揭示資訊內容，而無技術思想及特徵者；(3)單純美術之創作物，如繪畫雕刻等創作物，與技術思想無關。

（三）法定不予發明專利之項目

1. 動植物新品種：但植物新品種育成方法可以申請發明專利（動物則不可以），此外，微生物一般不將之歸類於動、植物範疇內，因此，對於有關微生物新品種及其育成方法也可得到發明專利。

2. 人體或動物疾病之診斷治療或手術方法：包括(1)診斷方法，「診斷人體或動物疾病之方法」，係指檢測人體或動物體各器官之構造、功能，以收集各種資料，而供醫師據以了解人體或動物體之健康狀態、或掌握其病情之方法；(2)治療方法，包括爲減輕及抑制病情而對患者施予藥物、注射或物理性的療養等手段之方法，安裝人工器官、義肢等替代器官之方法，預防疾病之方法，爲實施治療而採用的預備處理方法、治療方法、或爲輔助治療或爲護理而採用的處理方法；(3)手術方法，係包括外科手術方法、採血方法等，其中，除以治療或診斷爲目的者外，凡屬實施手術之方法，其雖非以治療、診斷爲目的，而用以美容、整形之手術方法等，亦包含在內。舉例來說：手術刀本身爲

手術所用的器具，非屬手術方法；醫藥品本身係為物質，並非治療方法。

3. 科學原理或數學方法：科學原理屬於自然法則本身，並非利用自然法則所發明者；數學方法係利用人類推理力、數學公式及人類精神活動而完成的，並非利用自然法則之發明。但在方法之發明中，如係經由數學操作所使用之記號，分別對應並表現出物理量、自然量，且該數學的操作，被認定為係規定著物理化學作用之內容者，如能達成一定之技術課題時，則因其係利用自然法則，故應屬於可申請專利之發明。

4. 遊戲及運動之規則或方法：遊戲及運動之規則或方法，係利用與自然法則無關之人為的規則或方法，必會利用到人類之推理力、記憶力、技能、偶然性及精神性而成者。

5. 其他必須藉助於人類推理力、記憶力始能實施之方法或計畫。

6. 發明妨害公共秩序善良風俗或衛生者。

二、專利要件

專利要件亦即專利必須具備之要素，申請或審查專利時，均須針對專利是否具備這些要件，加以了解。

（一）專利基本三要件

凡可供產業上利用之發明，且無下列情形之一者得依法申請取得發明專利。

1. 申請前以見於刊物或已公開使用者。

2. 有相同之發明或新型申請在先並經核准專利者。

3. 申請前已陳列於展覽會者。

發明係運用申請前既有之技術或知識，而為「熟習該項技術者」所能輕易完成時，雖無上面所列事項仍不得申請取得專利。因此，發明專利之申請，應滿足三項要件，才有取得發明專利之可能性，此三項要件，稱為「專利之基本三要件」，即產業上之利用性、新穎性、進步性。

（二）產業上之利用性

1. 可供產業上利用之發明：「產業」是指廣義的產業而言，包含工、礦、農、林、漁、水產、畜牧業，輔助產業性之運輸、交通業等。

2. 非可供產業上利用之發明類型：包括(1)未完成之發明，即屬於欠缺達成目的之技術手段的構想，及有技術手段但顯然不能達成目的之構想兩種，判斷是否屬於未完成之發明，應基於說明書之記載為準；(2)非可供營業上利用之發明；(3)實際上顯然無法實施之發明，發明在理論上雖可實施，但在實際上卻無法實施時，即屬「非可供產業上利用之發明」。

（三）新穎性

1. 新穎性之概念：給予專利之發明，須為申請專利前尚未公開使公眾知悉之發明，此種發明即稱之為具有新穎性之發明，因此，所謂新穎性，乃指發明在申請專利前從未被公開，因而從未被公眾所知或使用過之情形。

2. 新穎性判斷之概念：「新穎性之判斷」，指判斷申請專利範圍之請求項所載發明之新穎性而言。

3. 新穎性判斷之基本原則：(1)作為新穎性判斷對象之發明，為申請專利範圍之請求項所載發明；(2)申請專利範圍應就每一請求項目逐項判斷其新穎性；(3)判斷發明有無新穎性時，應以發明之技術內容比對是否相同為準，不相同即具有新穎性，相同即不具新穎性；(4)比對方式，應採單獨比對，以個別獨立的引證資料與請求項所載發明進行比對；(5)下位概念發明之公開，使上位概念發明不具新穎性，上位概念發明之公開，原則上不影響下位概念發明之新穎性。「上位概念」，係指匯集同族或同類事項而總括的概念，或基於某種共同性質之總括複數事項之概念。「下位概念」，係指非匯集同族或同類事項，亦非基於某種共同性質之總括複數事項，而相對應於「上位概念」呈現為下位之具體概念。「下位概念發明之公開，使上位概念發明不具新穎性」，例如已公開之某產品係用『銅製成的』，會使『金屬製成品』之專利申請喪失新穎性。「上位概念發明之公開，原則上不影響下位概念發明之新穎性」，例如已公開之某產品係用『金屬製成的』，不能使

『用銅製成的同一產品』喪失新穎性；又如已知化合物之公開，不使其光學異構物、水合物及結晶物喪失新穎性。

4. 發明不具新穎性之情形：發明不具新穎性之情形有三，即申請前已見於刊物或已公開使用、有相同之發明或新型申請在先並經核准專利、申請前已見於展覽會。「申請前」指申請當日之前而言，因此，申請當日公開之技術，不可視為申請前之既有技術。「刊物」指廣義的刊物而言，即以向不特定公眾公開發行為目的，而可經由抄錄、影印或複製之文書、圖面及其他類似情報傳達之媒體。「使用」指單純狹義的使用而言，其他有關製造、販賣、進口等行為，則視其與「使用」之關係，推論是否「使用」。「已公開使用」指由於公開使用致發明之技術內容成為公知狀態，或處於不特定人得以使用該發明之狀態者而言。「公開使用之日」即公開使用已達不特定人得以知悉其發明內容之日。「相同之發明」係指兩發明之技術內容相同而言。「陳列」與使用有別，僅需公開擺設任不特定人觀看。「展覽會」係指陳列物品或圖表於一定期間內供不特定人觀覽之集會。「已陳列於展覽會」指已有將發明以物品或圖表等表達方式，於展覽會期間陳列於展覽會，供不特定人觀覽之事實。

5. 不喪失新穎性之例外情形：(1)因研究、實驗而發表或使用，於發表或使用之日起六個月內申請專利者；(2)陳列於政府主辦或認可之展覽會，於展覽之日起六個月內申請專利者。「政府認可」指曾經我國政府之各級機關核准、許可、同意而言。

（四）進步性

1. 進步性之概念：申請專利之發明為運用申請當日之前既有之技術或知識已完成者，如該發明為熟習該項技術者之一般技術知識所能輕易完成者，即不具進步性。反之，如非熟習該項技術者之一般技術知識所能輕易完成者，即具有進步性。新穎性與進步性係不同的基本要件(Criteria)，申請專利之發明與申請當日之前既有之技術或知識若有差異時，即有新穎性，有無進步性之問題，僅於有新穎性之情形下，才會產生。

2. 進步性判斷之基本原則：(1)判斷進步性之前，須先判斷是否具備新穎性要件，經判斷具有新穎性後，才能判斷有無進步性；(2)應依據申請

專利範圍之請求項所載發明作判斷；(3)申請專利範圍之請求項有二項以上時，應就每一請求項個別判斷其進步性；(4)應確實依據發明所屬技術領域，以及申請專利當時之技術水準，檢索申請當日之前之既有技術或知識作為引證資料。

3.相關發明之進步性判斷：

(1)開創性發明(Pioneer Invention)：發明為在全新技術領域內開拓，且為既有技術毫無相關前例，或最接近之既有技術亦與之相距甚遠者，稱為開創性發明。

(2)轉用發明：某一技術領域之既有技術、知識被轉用至其他技術領域，如此之轉用，對熟習該項技術者而言，可產生突出的技術特徵或顯然的進步，或可克服其他技術領域中之技術問題者，此種轉用視為非能輕易完成。

(3)物品新用途發明：指公知的物品之新穎用法而言，包含利用一般的技巧方法，以克服技術上未能解決的困難等。

(4)構成要件變更之發明：包括構成要件置換、形狀、排列變更及省略之發明。

(5)組合發明：將複數個既有之構成要件組合而成之發明。

(6)選擇發明：選擇已知上位概念發明之下位概念而作為構成要件之發明，常見於化學及材料技術領域之發明。

三、說明書

（一）意義

關於發明之保護及利用，係透過公開記載有發明技術內容的說明書，及具有正確明示申請專利範圍之專利證書以達成。

（二）發明說明

說明書除應載明申請專利範圍外，並應載明有關之先前技術、發明或創作之目的、技術內容、特點及功效，使熟習該項技術者能了解其內容並可據以實施。

1. 先前技術之記載：可爲專利有關的資料或其他資料，如專利公報、期刊、書籍。

2. 發明之目的：應記載產業上利用領域、有關之先前技術及該發明所欲解決之課題(Subject Matter)。

3. 發明之技術內容、特點：記載解決課題所採用的技術內容及其作用，必要時，須記載具體化的實施例。就化學物質之發明而言，化學物質本身即爲「發明之技術內容、特點」，原則上須以化學物質或化學構造式予以特定，於發明說明書內，至少須記載一個化學物質之製造方法、鑑識資料及用途，以至能使熟習該項技術者可據以實施之程度。此外，利用物或物質之特定性質(屬性)，以解決課題之用途發明(如與醫藥之用途有關的發明)，其用途即爲「發明之技術內容、特點」。

4. 發明之功效：盡量記載該發明所產生的特有功效。

5. 可據以實施：「實施」，就物之發明而言，係指可製出該物、可使用該物；就方法發明而言，指可使用該方法；就物之生產方法而言，指可依該方法製造該物品。

（三） 申請專利發明之認定

1. 請求項之記載內容明確時，應完全依照記載內容認定之。

2. 不明確時，應參酌發明說明之記載內容，如有圖式者，應依並參酌該圖式。

（四） 申請專利發明之判斷

申請專利範圍中之請求項，其種類可劃分爲獨立項(獨立請求項)及附屬項(附屬請求項)二種。申請專利範圍之獨立項(Independent Claim)，應載明申請專利之標的，構成及其實施之必要技術內容、特點，亦即，申請人應從「發明說明」中所揭示之「發明」，依自己之判斷，於申請專利範圍之獨立項中，記載其所欲申請專利之發明，以便明確的表示其所欲申請專利之發明；獨立項乃作爲專利性之判斷、專利權之效力、放棄、異議、撤銷、舉發等劃分之基本單位。附屬項(Dependent Claim)係依附於獨立項之形式而記載之項目，附屬項得有其他附屬項依附敘述之；附屬項之記載內容，必須包含其所引用之請求項全部技術內容在內，然後對其中之技術內容，進一步敘明其所

引用之請求項目外之技術特點，因此，附屬項所記載之發明，為含有其所引用之獨立項或附屬項發明的全部技術內容在內，且附屬項與該獨立項發明為同一範疇(Category)之發明。舉例說明如下：

「申請專利範圍」

1. 一種具有特定構造之空調裝置(獨立項)。

2. 如申請專利範圍第1項所述之空調裝置，其中裝置有風向調節機構者(附屬項)。

3. 如申請專利範圍第1項或第2項所述之空調裝置，該空調裝置係具有風量調節機構(多項附屬方式記載之附屬項)。獨立項及附屬項之關聯圖如（圖12-4）所示。

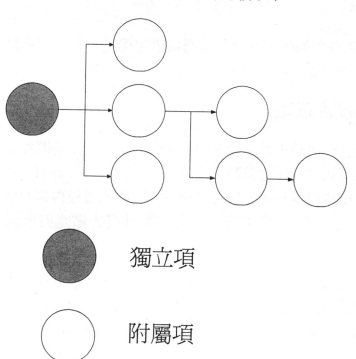

第XXXX號專利之權項關聯圖

獨立項

附屬項

圖12-4、獨立項及附屬項之關聯圖

（五）專利範圍之申請

1. 申請專利範圍得以一項以上之獨立項表示，其項數應配合發明或創作之內容，必要時，得有一項以上之附屬項。

2. 獨立項應載明申請專利之標的、構成及其實施之必要技術內容、特點。

3. 附屬項應包括所依附項目之全部技術內容，並敘明所依附項目外之技術特點。

4. 依附於二項以上之附屬項為多項附屬項，應以選擇式為之。

5. 附屬項得以其他附屬項依附敘述之，但多項附屬項間不得直接或間接依附。

6. 以多項敘述者，每一項目應以數字序列，獨立項、附屬項以其依附關係序列。

7. 獨立項或附屬項之文字敘述應以單句為之，其內容不得僅引述說明書之行數或圖式之元件符號。

四、專利侵害鑑定

專利侵害與專利申請、審查均屬專門的學問，由坊間林立之專利事務所或代理人，可知其程序之繁瑣及複雜。由下表所示，專利審查與專利侵害鑑定，前者係屬獲得專利所有權前之程序，後者則屬獲得專利所有權後，因實施專利所衍生問題之判斷與鑑定工作。專利侵害鑑定與專利審查的差異如（表12-7）。

拜科技發展之賜，智慧財產已經成為經濟成功的關鍵因素，因此，保護智慧財產權的聲浪高唱入雲，前所未見，而屬智慧財產權中之專利權受到侵害，不僅損及發明人之權益，也會阻礙社會及經濟的進步。

表12-7. 專利審查與專利侵害鑑定的差異

項目	專利審查	專利侵害鑑定
申請人	發明人或專利申請權人	當事人
審查人	智慧財產局審查員	鑑定機構人員
審查步驟	確認發明所在 檢索先前技術 實體審查 核准或核駁	確認爭點所在 確認係爭專利技術特徵手段 確認與爭點有關之請求項 確認係爭物件 比對、判斷、結論
法源依據	專利法第五十六條	專利法第一百三十一條
審查項目	新穎性、進步性、產業利用性、可實施、適當揭露	請求項權利範圍之解釋、全要件原則、均等論、禁反言
前提	創意	專利有效

（一）專利鑑定之種類

1.專利侵害鑑定

指第三人以其專業知識，於他人之訴訟，受法院之囑託，就被訴侵害專利之物品或方法是否侵害他人專利，陳述其判斷意見，供證明之用，常見於侵害專利有關之民、刑訴訟事件。

2.專利要件鑑定

指第三人以其專業知識，於他人之訴訟，受法院之囑託，就申請專利之標的是否符合專利要件，陳述其判斷意見，供證明之用，常見於專利申請案、異議案、舉發案等有關之行政訴訟事件。

（二）判斷之相關理論

1.中心限定主義(Central Limitation)

專利保護範圍並非侷限於申請專利範圍之記載，而是以申請專利範圍為中心而承認在其外側上有一定範圍之技術延伸。其優點為創作發明之要旨容易理解，缺點為權利範圍有擴張解釋之虞。

2.周邊限定主義(Peripheral Limitation)

專利保護範圍侷限於申請專利範圍之記載,凡是不包含於申請專利範圍內而僅記載於說明書上之技術內容,為專利權效力所不及。其優點為權利範圍容易界定理解,缺點為申請人為防止保護範圍有所遺漏,致造成申請專利範圍之項數過於繁雜。

3.全要件原則(All Element Rule)

在專利侵害訴訟中,須先分析專利範圍及待鑑定標的之所有構成要件,再將每一構成要件逐一比對,如果待鑑定標的與專利範圍之每一構成要件相同,則構成侵害,否則,基本上應認為沒有侵害。

4.均等論(Doctrine of Equivalents)

即使被告之物品(或方法)與專利物品(或方法)並非完全相同,而有若干差異,但二者之技術手段(Way)、作用(Function)及所產生之效果(Result)實質上相同,且其差異,就該行業人士而言,屬容易推想而得時,則被告之物品(或方法)應被認為侵害專利。此理論源於中心限定主義。

5.禁反言原則(File Wrapper Estoppel)

為防止專利權人將在申請過程中任何階段或任何文件上,已明白表示放棄之某些權利,在主張專利權時重行主張該已放棄部分之權利,即避免專利權人對專利範圍的解釋前後不一。此理論源於周邊限定主義。

(三)鑑定步驟,專利侵害鑑定實施步驟如(圖12-5)。

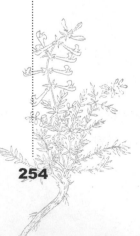

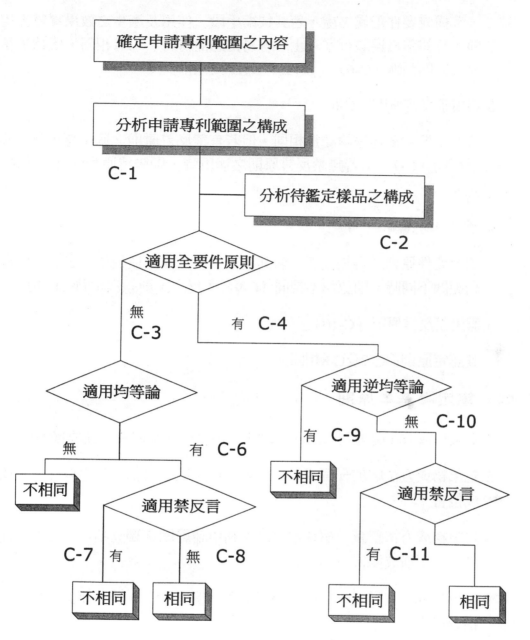

圖12-5、專利侵害鑑定實施步驟之示意圖

1.適用全要件原則

先分析申請專利範圍及待鑑定標的之所有構成要件，再將二者逐一比較，此二步驟是實施專利侵害鑑定時之關鍵步驟，其分析是否詳實，對於以下之各步驟影響甚鉅。如果相同，再依逆均等論判斷（C-4）；如果不同時，則依均等論判斷（C-3）。

2.適用均等論（C-3）

二者構成要件差異之處，若其技術手段、作用及產生之效果實質上相同，且其差異爲該行業人士所容易推想而得時，二者相同，應續依禁反言原則判斷（C-6）；反之，二者爲不相同（C-5）。

3.適用禁反言原則（C-6）

待鑑定標的依均等論認爲相同，但若有禁反言原則之適用時，應認爲不相同（C-7）；若無禁反言原則之適用時，則維持原相同之認定(C-8)。

4.適用逆均等論（C-4）

依全要件原則認爲相同者，若其技術手段、作用或效果三者之一與專利範圍不同時，則認爲不相同（C-9）；反之，則認爲相同（C-10）。

5.適用禁反言原則（C-10）

其認定原則與C-7及C-8相同。

（四）鑑定之基本原則

1.對象物或方法與專利申請範圍之獨立項之要件相同－－構成侵害。

2.對象物或方法增加一個或以上之專利申請範圍之獨立項之要件－－構成侵害。

3.對象物或方法刪減一個或以上之專利申請範圍之獨立項之「必要」元件－－不構成侵害。

4.對象物或方法刪減一個專利申請範圍之獨立項之「非必要」元件－－構成侵害。

5.對象物或方法之部分元件爲專利申請範圍之獨立項之均等元件－－構成侵害。

6.專利鑑定人員之水準，原則以假設該行業之技藝人士爲原則。

7.專利侵權之均等觀點以侵害時之技術水準爲原則。

8.專利權鑑定需參考習知技術(Prior Art)。

9.有Means Plus Function Claims(如Means for Stretching，拉長手段)之專

利申請範圍需參考專利說明書之實施例內容來解釋。

（五）鑑定報告

1.待鑑定事項

將待鑑定標的與專利權之名稱、所有人簡要記載。

2.鑑定理由

依鑑定人之判斷，詳細載述達成鑑定結論之理由，包括：

(1)專利權範圍之認定。

(2)待鑑定標的之名稱、所有人、來源、種類、數量及其特徵詳細分析記載。

(3)異同比較：

　　a. 將申請專利範圍與待鑑定標的之異同詳細比對並載明；若曾參酌下述事項者，並應詳細記述之；形成鑑定結論之理由，亦同。

　　b. 參酌事項：包括以申請專利範圍為基礎，必要時參酌說明書及圖示；學說（周邊限定主義、中心限定主義、均等論等）及判例；專利申請過程之參酌(禁反言原則)；公知事實之參酌(既有技術知識之調查、公知事實之排除、同一申請人之先後申請案)；本專利為釐清之用語加以解釋。

3.鑑定結論

將鑑定結果簡潔記載。如：待鑑定標的與發明第XXX號「YYY」專利權範圍相同。

4.附件

專利資料（如專利說明書、圖式、審定書等）、待鑑定標的的有關資料。

以下舉例說明「專利鑑定報告」之書寫方式：

專利鑑定報告

一、鑑定事項

　　本報告係依據○○公司所檢送之「○○○」樣品乙件，請求鑑定其是否有侵害○○專利第○○○號公告案。

二、鑑定結論

1. ○○公司所檢送之「○○○」待鑑定物與○○專利第○○○號公告案之申請專利範圍○○○(相同、不相同)。

2. 本報告依據○○公司檢送之「○○○」樣品乙件，及○○專利第○○○號公告案之專利說明書及申請專利範圍以進行分析。

3. 本報告僅供專利鑑定之參考，如有疑義請另請鑑定機構或專家鑑定。

三、專利侵權鑑定分析

1. ○○專利第○○○號公告案之申請專利範圍獨立項第○項：

2. 待鑑定物「○○○」之技術特徵：

3. 全要件原則適用分析：

　　3.1待鑑定物與○○專利申請專利範圍獨立項第○項，依據全要件原則分析比對如表○所示：

專利案獨立項第○項	待鑑定物	是否符合
		Y
		N
		Y

4. 專利均等論分析

　　4.1比較待鑑定物之技術特徵與本案之申請專利範圍之實質技術手段(way)是否相同?

> 4.2比較待鑑定物之技術特徵與本案之申請專利範圍之實質功能(function)是否相同？
>
> 4.3比較待鑑定物之技術特徵與本案之申請專利範圍之實質效果(result)是否相同？
>
> ## 四、附件
>
> 1.○○專利第○○○號公告案之專利說明書。
>
> 2.待鑑定物「○○○」之照片。

第六節 中草藥專利

　　分析各國對中草藥（植物藥）之專利申請與核准狀況，大致以製法為標的之案件較多，其記載要項及審查標準與一般醫藥品之製法無異。以物質為標的者之案件相對較少，其類型可區分如下：

1.以單一生藥藥材（單方）為申請標的此類案件比例甚低（如經特殊處理之人參），且多為公開案，核准公告案極少。

2.以生藥藥材之混合物（複方）為申請標的，此類案件經核准者多為食品（如健康食品）、飼料等。藥品方面則少有核准者。

3.以萃取物或其組合物為申請標的。

一、中草藥專利之申請標的

1.發明專利：可分為產品專利、方法專利及用途專利。

　(1)產品專利：中成藥，中藥製劑，有藥效之中藥萃取物，有藥效之中藥部份純化萃取物，有藥效之中藥化合物，診斷試劑，消毒試劑，含有中藥之保健營養品、保健用品、醫療器材、醫用材料、牙科材料、美容護膚用品、化妝品等。

　(2)方法專利：中藥之製備方法、藥材炮製方法、藥材萃取方法、中藥新劑型之製備方法、中藥質量監控方法、醫療器材之製備方法、保健用品之製備方法、包含中藥產品之製備方法等。

(3)用途專利：中藥之新適應症、舊藥新用途等。

2.新型專利：包括製藥設備、醫療器材、醫用設備、保健設備等。

3.新式樣專利：包括藥品及保健用品之物理形狀、藥品及保健用品之外包裝、保健用品之外形圖案等。

二、中草藥申請標的之專利分類

以中草藥為申請標的之專利案，其對應於國際專利分類。

1.藥物

(1)含有原材料或其不明結構之反應產物之醫藥品，如中成藥為A61K35/00。

(1)含有無機有效成分（如礦物藥石膏）之醫藥品，為A61K33/00。

(3)具特殊物理形狀特徵（如膏劑）之藥物，為A61K9/00。

(4)將藥品製成特殊物理或服用形狀之裝置或方法，為A61J3/00（如製成粉劑形式之方法為A61J3/02）。

2.含中草藥之保健食品，如藥膳、飲料為A23L。

3.含中草藥之化妝品或類似梳妝用製品，為A61K7/00（如生髮精為A61K7/06）。

4.含中草藥之保健用品，依用品分類（如藥物鞋墊依鞋墊為A61F5/14）。

5.中醫藥理療裝置，為A61H（按摩用具為A61H7/00,9/00，如用於按摩用之條帶或梳子為A61H7/00；理療用定位或刺激人體特定反射點之儀器，如針灸用具為A61H39/00）。

三、中草藥專利已核准件數及分析

台灣於1986年12月24日起開放醫藥品本身的專利保護，在此之前僅准許醫藥品製法之專利，自1979年核准首件（「馬兜鈴草酸之抽取方法」）至2001年9月底止，狹義的中草藥專利（A61K 35/78 類）已核准件數為30件。

以發明類別而言，僅1件為新型專利（「中藥材揮發性精油提存設備」），其餘均為發明專利。以發明標的而言，製法專利佔18件，物質專利較不易獲准，佔11件。以申請國別而言，日本居首位，佔12件，台灣6件，德國3件，美國、英國各2件，韓國、法國、瑞士、以色列、匈牙利各1件。

四、中草藥產業未來趨勢

（一）中藥新藥開發技術

提升中草藥國際醫藥市場競爭力之關鍵在於建立以現代化技術取得可被西方醫學接受的毒理、藥理、前臨床與臨床等數據之系統與技術，而符合國際cGMP要求的製造管制、品質管制與品保技術，以生產中草藥原料（中藥半製品）與製劑，提供後續毒理、藥理、前臨床與臨床等使用。

包括下列四大領域：

1.藥材來源、藥材資源開發、藥材管控技術。

2.萃取分離技術。

3.製程製劑開發。

4.藥效評估、生理活性試驗、安全性評估。

（二）中草藥現代化主題

1.藥材之規格化：唯有經品質管控規格化與臨床評估確定療效之中藥，方能供西醫運用，也才能成為國際化產品。

2.中藥劑型之現代化：錠劑或膠囊劑。

3.中藥口服液之開發：溶解度（沉澱）及安定性問題。

4.中藥貼布之現代化。

5.藥酒之研發：產品之安定性，尤其是久存之下成分之變化。

6.中藥之臨床驗証。

7.中藥新藥之開發。

（三）面向21世紀中藥新藥研究、開發的思考

1.加強天然產物活性成分研究，從中尋找一類新藥。

2.進行新藥的二次開發。

3.從古方、驗方研究開發中藥新藥。

4.加強中藥有效部位研究，提高中藥新藥研製水平。

5.將生物技術應用於中藥新藥的研究。

6.測試分析方法的現代化是提高中藥新藥研製水平的保證。

7.製劑工藝現代新技術新方法的應用。

第七節　中草藥專利之障礙及克服之道

一、中草藥取得專利之障礙

1.中草藥之名稱不統一（同物異名或同名異物)，難以對照。

　　相對於化學品與醫藥品（西藥）之申請與審查，國際上有IUPAC之統一命名方式可供依循及參照比對。然而，中草藥歷經數千年的流傳與發展，散見於廣大民間與浩瀚古籍之中藥材（或植物）未有一套完整統一之名稱，同一種中草藥可能有數種不同的名稱（同物異名），反之，同一種名稱可能對應數種不同的中草藥(同名異物)。

2.中草藥方劑常含多種植物，成分複雜，有效成分大多不明。

　　西藥之成分多為單一或數個有效成分，或稱活性成分（Active Constituent或Active Compound），且其中之有效成分明確，而成分係以化學名稱表示。反之，中草藥方面，即使以較單純之單方方劑而論，其中所含成分可能數十或上百種，以先進之分析技術（如HPLC等）或可分析出其中數種主要成分，卻難以找出其中真正之藥理有效成分，因為有效成分未必屬於該等主要成分之中，可能僅是微量成分。何況中草藥多為複方方劑，其中含有多種植物藥材，再以不同比例混合後，所含之成分更形錯綜複雜。

3.中草藥成分之變異性大，再現性不佳。

中草藥之成分不但複雜，即使是同一種類藥材，其中之化學成分可能因基原（品種）、產地（土壤品質、生長氣候）、培養方法、採收季節、採收部位、處理條件（如乾燥、炮製、萃取方法）、儲存條件等複雜因素而有差異，不同產地生產的成分品質可能不同；即使是同一產地，春夏秋冬生產者亦可能不盡相同。

4. 中草藥成分中之不純物多。

中草藥所含複雜成分中多為沒有藥效的副產物。另外所含之重金屬及殘留農藥或微生物，卻可能對人體造成危害，因而不符合產業利用性之專利要件。

5. 中醫病證名與西醫疾病名不易對照。

中醫治病之病證名與西醫治病之疾病名有相當之差異，其與西醫之疾病名未必可直接且完全對應，即使可對應，也很少為一對一之對應關係。

6. 中藥之治病機制迥異於西藥，且未建立標準藥理模式。

中藥藥效之評估，主要是依靠整體實驗，但評價指標隨意性大，缺乏定量標準數據，方法之規範亦欠詳盡。與西醫相較，中醫對於症狀之量測、症狀之改善（如滋腎陰、補氣虛、化瘀血等）等，仍欠缺一套完整之標準與適當之藥理模式可供依循與參照。欲以中醫辨證論治取代西方藥理或試管、動物、臨床實驗數據作為中草藥療效專利審查之參考依據，實務上仍有其困難性。

7. 藥理功效數據不具科學性，藥效之再現性不佳。

中草藥歷經數千年之發展與應用，雖有其獨特與深厚之醫學理論，但有關藥效部分多僅限於少數特定對象，藥理數據難具統計意義，其治療結果亦常因人而異，療效之再現性不佳，缺乏具科學性之統計資料支持其藥效結果，於相關專利之申請中，常因此而無法符合專利之要件。

此外，中草藥所含化學成分不但錯綜複雜，而且受到諸多不可控制因素之影響而有相當變異，間接影響其藥理功效，同一藥材之來源或處理方式不同時即可能導致其藥理作用強度與安定性之差異。如何控制其品質之均一，維持與確保其藥效之安定性，亦為專利之申請與審查

時之考量要點。

8.相關審查基準尚未制定。

9.欠缺相關審查經驗與人才。

相對於西藥以單一或數個有效成分治療特定疾病而言，中藥在名稱、成分、藥性、藥理等方面均迥異於西藥，且更形艱深複雜。

二、中草藥取得專利之障礙的克服之道

1.藥名之統一。

2.成分之確認與再現性。

中草藥專利申請案之最大困難與問題在於藥材成分之確認，尤其是以物質（如醫藥品）為申請標的時，欲分析中草藥之有效成分相當困難，上述美國FDA之藥物規範中對於植物性藥物之申請，並不要求說明其中所含有效成分，僅須說明其主要成分（指標成分）即可，而專利要求之標準不若上市許可之標準般嚴格，依此原則，有關中草藥專利之申請與審查上，應無須全然要求界定其中之有效成分（或活性成分），僅須以可能的不同方式界定其中之有效部分（或活性部分，Active Fraction），做為確認之基礎及與習知技術區隔之依據。

(1)以光譜分析指紋圖譜（Spectroscopic Fingerprint）或色層分析指紋圖譜（Chromatographic Fingerprint）作為中草藥成分比對確認之依據

中草藥之複雜性導致無法找出其中的有效成分，此時可利用光譜分析（如UV、IR、NMR）或色層分析（如HPLC、TLC、GC）進行定性、定量分析，找出該藥材中之數種主要成分做為具代表性的或具有特色的指標成分（Characteristic Marker），分析其間之含量比例，以為申請時之化學確認（Chemical Identification）及日後比對確認之參考依據。

指紋圖譜中之指標成分數目，一般至少須有兩個以上；對於成分類型較複雜之中藥材，則須分析更多成分。如一種檢測方法或一張圖譜不能反映該中藥材之固有特性，可採用多種檢測方法或一種檢測方法之多種測定條件，建立多張指紋圖譜，以達可供確認及比對之

程度爲止。然而，利用指紋圖譜之確認方式並非完善，同一種藥材之來源不同時，其分析出之指紋圖譜有相當差異，即使來源相同時，其指紋圖譜亦可能未盡相同。

(2)以性質限定物質之方式界定申請專利範圍。

中草藥多爲成分複雜之複方混合物，且部份成分之間可能產生化學變化，難以分析其獨特之物理、化學或生化性質，故此種界定方式之使用亦較爲少見。

(3)以製法限定物質（Product by Process）之方式界定申請專利範圍。

此一界定方式之優點是打破對於西藥均以有效成分爲依歸之迷思，中草藥之藥效可能是多種藥材成分併用後發揮之綜合結果，而非單一或少數有效成分產生者。

3.毒性之考量。

4.病名之對應。

5.藥效之確認與再現性。

6.審查基準之制定。

7.審查人才之培訓。

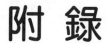

附 錄

【摘　　要】

【附錄一】藥品ＧＭＰ關鍵性缺失分類表（草案）與中藥有關之部分

GMP條文	嚴重缺失項目
	規避或拒絕查廠。
	GMP藥廠利用原有設備兼製類似藥品劑型之食品、化妝品、一般商品，未依GMP執行。
第7條	現場作業人員未經更衣任意由四級區直接進入三級區。
第7條	藥品執行製造、加工、分裝作業時，未開啓空調系統。
第23條	品管部門與製造部門未分別獨立或獨立不明確，主管同時兼負品管與生產之職責。
第23條	負責人兼監製藥師或廠長，然並未實際管理廠務。
第23條	監製藥師非專職本廠，有於他處兼職情形。
第23條	廠長兼製造主管，產品之放行由廠長決定。
第23條	廠長兼製造主管兼監製藥師，產品之放行由監製藥師負責，影響品管與製造之獨立。
第27條	原料未開封抽樣即標示已抽樣，或未經檢驗合格，即標示合格或用於製造。
第27條	原料使用情形未加記錄，無法追溯，或原料之實際庫存量與庫存紀錄差異甚大，未能合理解釋。
第31條	目前已生產上市製劑，無藥品製造許可證。
第31條	批量超過設備之容許量，最後並未混合在一起，且未分別檢驗，亦視為一批。
第31條	持有或接受委託之藥品許可證尚未制訂該製劑之製造管製標準書，即逕行製造。
第31條	製劑之製造處方中有效成分或含量與衛生署核准不符。
第32條	現場製造人員完全未依製造管制標準書之規定操作或多項步驟未確實執行及記錄。
第32條	試製品未有試製紀錄或作業規範。
第34條	廠區內有未標示之不明原料、半製品或產品，無法辨識及追溯。

第34條	未經核准擅自變更產品外觀、顏色及重量。
第35條	拒用之原物料、半製品或產品未予標識及隔離管制。
第35條	管制藥品製程殘量或不良品之銷毀未做成紀錄。
第37條	同一產品未經衛生署核准,同時存在一種以上之標示材料(包括不同外觀、顏色)。
第37條	標示材料之入庫、發放、使用及退回視為一般材料未特別加鎖管理或記錄。
第40條	產品未標示製造日期或批號,或未標示有效期間及保存期限。
第41條	產品無庫存紀錄或運銷紀錄。
第42條	產品實際出貨與庫存紀錄不符,未能提出合理之解釋。
第43條	產品有效期限之標示,無完整之安定性試驗書面作業資料及實驗數據以資佐證,或經查核不實者。
第45條	產品尚未完成檢驗判定合格即出貨。
第45條	複方製劑未依衛生署核准之產品檢驗規格逐一檢驗有效成分。
第45條	複方製劑產品仍未依前次查廠建議,逐一增列並檢驗各有效成分。
第49條	生產之產品無批次製造紀錄。
第49條	批次製造紀錄不為製造管制標準書之精確複印本。
第49條	批次製造紀錄無原料之稱量紀錄。
第49條	現場發現批次製造紀錄有於操作前或後,一次填記之現象。
第51條	品管未能確實審核批次製造紀錄即予放行。
第51條	製程中多項控制條件與原訂規格有所偏差,但均未加以判釋及追蹤其原因,即予以放行。

【附錄二】申請中藥藥品查驗登記須知及查驗登記程序

、申請中藥藥品查驗登記須知：

一、 國產中藥藥品查驗登記所須檢附之資料：

　1.藥品查驗登記申請書乙套包括：

　　(1)藥品查驗登記申請書（正本）。

　　(2)切結書（甲）、（乙）。

　　(3)外盒、仿單、標籤粘貼表二份。

　　(4)證照粘貼表（含：藥商許可執照、工廠登記證及監製者證書影本各乙份）。所需表格得由行政院衛生署購得或由網站下載。

　2.處方依據影本乙份。

　3.批次試製紀錄影本乙份。

　4.成品檢驗規格、成品檢驗方法、成品一般檢查紀錄表、成品檢驗成績書及薄層層析檢驗結果彩色照片或圖片粘貼本各二份。

　5.申請葛根湯、小青龍湯、加味逍遙散、桂枝湯、甘露飲、麻杏甘石湯、補中益氣湯、六味地黃丸、黃連解毒湯、獨活寄生湯等十方之濃縮製劑者，應依行政院衛生署八十九年七月二十四日衛中會藥字第八九○四○二五六號公告檢附指標成分之定量規格及圖譜等資料。

　6.安定性試驗書面作業程序及其報告乙份。

　7.審查費（每件新台幣肆仟元整）。

　8.證書費（每件新台幣壹仟元整）。

　9.0未曾經行政院衛生署核准之收載於固有典籍之處方應檢附處方內二成分之HPLC之檢驗方法及圖譜。

二、輸入中藥產品查驗登記作業要點（88.11.18衛署中會字 第88072550號公告）：

1. 為辦理輸入中藥產品查驗登記作業，特訂定本要點。

2. 本要點所稱中藥產品，係指我國傳統之固有成方或曾經國內核准製售 之方劑。

3. 輸入中藥產品之藥商，應檢附下列文件，向行政院衛生署申請查驗登 記：

(1) 工廠資料

    a. 應檢附輸入中藥產品之製造廠資料，其內容應包括其工廠之沿 革、資本額、員工人數、設備、組織與人事、原料、產品、容 器及封蓋之管制情形、製程之管制情形、包裝與標示材料之管 制情形、安定性試驗之實施狀況、品質管制用儀器與管制情形 等項資料。

    b. 上述資料應經當地地方衛生主管機關、商會或政府所設之公證人 (如日本大阪法務局所屬公證人役場)簽章證明後，並送由我國派 駐該國代表予以簽證，始予採認。

    c. 經行政院衛生署實際查核之製造廠，或該生產國與我國相互認證 或該製造廠曾經第三國認證而此第三國亦與我國相互認證者， 無需檢附工廠資料。

(2) 委託書

    所檢附之委託書應符合下列規定：

    a. 限出具日起二年內有效。

    b. 應由製造廠或其總公司出具。

    c. 應載明製造廠名稱、地址，並應與申請書相符。

    d. 應載明藥品名稱、劑型及成分含量。

    e. 應載明代理商名稱、地址。

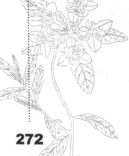

(3)許可製售證明文件

應檢附生產國最高衛生主管機關出具之許可製售證明文件正本及中文譯本各一份，並符合下列規定：

a. 限出具日起之二年內有效。

b. 應經我駐該國外交或商務單位簽證。

c. 應載明產品名稱、製造廠名稱、地址，並應與申請書相符。

d. 應載明處方內容（基原）、劑型、含量，並應與申請書相符。

e. 應載明該產品之製造廠及在該國自由販賣(非外銷專用)之情形。

f. 所載製造與販賣情形未臻明確者，不予受理。

(4)批次紀錄

應檢附與成品同批之完整批次紀錄或製造管制標準書，其內容應包括：

a. 每批產量、下料量。

b. 製造方法及完整製造過程。

c. 管制項目及範圍（如顆粒含水量測定、硬度、重量、厚度、崩散度、pH、充填量等…）。

d. 抽樣方法（如抽樣頻率、抽樣量等）

(5)安定性試驗書面作業程序及其檢驗報告

(6)檢驗規格及方法

應檢附中文或英文之檢驗規格及檢驗方法兩份（包括原料及產品之資料），並符合下列規定：

a. 應載明每一處方成分原料（包括製程中加入輔助原料及色素等）之檢驗規格方法；其依藥典處方者，應檢附藥典影本。

b. 賦形劑應有檢驗規格方法。

c. 檢驗項目及規格應符合行政院衛生署之公告。

(7)檢驗成績書

所檢附之檢驗成績書，應包括原料及產品之資料兩份，且符合下列規定：

a. 應載明批號、檢驗日期、品名，並具有檢驗人員及負責人員之簽名。

b. 每一處方成分原料（包括製程中加入輔助原料）之檢驗成績書，應為所附成品批次使用之原料檢驗成績書，且原料及成品應依規格逐項檢驗。

(8)申請書

應檢附輸入中藥產品查驗登記申請書正本一份，並符合下列規定：

a. 各欄應詳細填寫並加蓋公司、負責人、藥事人員管理者印章。

b. 原料名稱應以中藥名稱標示，分量欄（即處方成分欄）應以每日量或最小單位表示，並採公制單位。

c. 處方內容、劑型、含量應與許可製售證明文件相符，如為硬膠囊劑，應分別標示膠囊帽（Cap）及膠囊體（Body）之色素名稱及其含量。

d. 產品名稱、劑型、製造廠名稱、地址，應與許可製售證明文件、委託書、外盒、標籤、仿單相符。

(9)其他相關法令所規定之資料

4.輸入中藥產品之中藥屬性如有疑義，由行政院衛生署藥物審議委員會中藥諮詢小組審議認定之。

◎ "疑義" 係指產品如中藥與食品、西藥或生藥屬性，若有如認定之爭議時。

三、 填寫藥品查驗登記申請書應注意事項：

1.品名欄：

(1)中藥單方製劑以中藥材名加冠廠名（或××牌）或註冊商標為原

則。

(2)中藥成方製劑以使用原典成方名稱加冠廠名（或××牌）或註冊商標爲原則，如有需要，可採用商品名加冠廠名（或××牌）或註冊商標，並於其後以括號加註原典成方名稱表示之。

(3)藥品名稱應一律加冠廠名，惟若已領取商標註冊證者，可免加冠廠名，但申請時，應同時檢附商標註冊證影本，若係授權使用者，一併檢附商標使用授權書。

(4)藥品名稱不得與他廠產品品名相同。若涉及仿冒、影射情事，依商標主管機關認定，或法院裁定。但援用藥典或固有成方名稱者不在此限。

(5)品名分中英文二項，每項應擬一至三個，俾供審核取捨，且英文品名以中文音譯爲原則。

(6)爲防止品名虛僞及誇大計，不得使用「新」（若經臨床試驗療效評估證實有效者除外）、「強力」、「高單位」、「聖藥」、「靈藥」、「特效藥」等字樣；並不得誨淫之影射。

(7)中文品名不得夾雜英文、阿拉伯數字及符號。

(8)註冊商標如不適用於藥品時，不得使用。

(9)品名若涉及療效者應與效能及適應症配合

(10)涉及中國歷史人物名稱爲品名者，本會將加強審核。

(11)同一處方依據，作成大小丸，須申辦兩張藥品許可證，且僅得用同一品名。

(12)同一處方依據，作成不同劑型，須申辦兩張藥品許可證，品名得不相同。

(13)廠內原有某品名之藥品許可證，如消痔丸，若擬申請品名爲加味消痔丸者，其係以原處方再添加數味中藥材並經核准，始得爲之。

2.劑型欄:

(1)劑型分類:

a. 丸　　　　　　b. 散(內服)　　　c. 碎片劑

d. 丹　　　　　　e. 粉(外用)　　　f. 膏滋

g. 膏藥(外用)　　h.油膏(外用)　　i. 中藥酒劑

j. 糖漿劑　　　　k. 外用液劑　　　l. 內服液劑

m. 濃縮製劑(丸、散、顆粒、錠劑、膠囊劑……)。

(2)劑型標示，應分別標示該藥品之劑型，如：丸劑、濃縮丸劑、散劑、濃縮顆粒劑、膏藥劑……等字樣（細粒屬顆粒劑型）。

(3)同一品名而有二種以上之劑型者，或同一劑型之製劑其濃度或含量單位不同者，均應分別申請。

(4)製藥工廠之劑型，若未經相關單位核准時，不得申請登記該項劑型之製劑。當為兼製食品或化粧品時亦遵循上述規定辦理。

3.包裝欄:

應記明包裝數量（其包裝之最小單位應與藥品查驗登記申請書之劑型單位相同）、包裝材質及包裝形態（如玻璃瓶、鐵罐、塑膠瓶、錫管、塑膠管、紙盒裝等）。

若以包裝容器直接包裝藥品者，其表示方式如：

12~500公克塑膠瓶裝；

12~500公撮塑膠瓶裝；

12~500粒玻璃瓶裝等。

若以大包裝容器盛裝較小單位包裝者，其表示方式如：

10粒鋁箔片×1~50片紙盒裝；

10公克棉包×1~50包紙盒裝；

10g（20cm×15cm）/片×1~50片盒裝等。

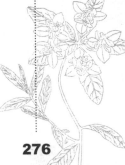

每種藥品之包裝限量應依「藥品製劑包裝限量表」之規定辦理，如有特殊目的者應在包裝上加註限用目的；其最小包裝得以一次用量為準。

各種製劑之包裝限量請參閱附錄內之七十二年五月十二日衛署藥字第四二二八七五號公告。

4.申請者欄：

申請商號、負責人與監製者應加蓋印章。

5.原料名稱及分量欄：

(1)原料名稱及分量應依成分、分量之順序填寫並以打字為準，不得書寫。若以粘貼方式，除應貼牢外，並應加蓋負責人及監製者印章。

(2)處方之成分宜依主藥、佐藥、賦形劑之順序並應註明添加之藥用著色劑，防腐劑之名稱，詳填全處方。屬基準方者，則依其順序。

(3)中藥原料藥之中文，應以本草綱目、中華藥典或公定書所載者為準，如附表。

(4)分量限以公制填寫，如毫克（mg）、公克（g）、公撮（ml）等。

(5)錠、丸、液、散等製劑以最小單位表示各原料分量之含量（即以每錠、每丸、每公撮、每包為準）。

(6)碎片劑，以一次用量為單位。每包（××公克）中含有：標示之。

(7)中藥濃縮製劑中屬調劑專用之單味藥以一公克標示複方製劑以一天用量為單位。

(8)涉及保育類之中藥材，如麝香、熊膽、穿山甲、保育類龜板、蛤蚧等，應檢附來源證明。

(9)膠囊劑須加註膠囊大小（如０號膠囊）。硬膠囊劑須加註硬膠囊大小（如０號膠囊）、膠囊帽（CAP）與膠囊體（BODY）之顏色。

6.處方依據及類似製品欄：

(1)若與行政院衛生署公告之基準方同名時，則其處方內容、效能及適

應症等應與基準方完全相同。

(2)中藥製劑現行審查準則規定之處方依據有：醫宗金鑑、醫方集解、本草綱目、中國醫學大辭典及中國藥學大辭典等。其他典籍得爲申請時之參考依據。原內政部核准之驗方不得爲依據。於全面實施GMP後，原核發之許可證於展延時應加附其中二指標成分之高效液相層（HPLC）析圖譜。

(3)另得以他廠之藥品許可證字號做爲參考依據。

(4)檢附之處方依據應記載所依據書名，版次及頁數並應檢附所依據之影本。

7.效能或適應症欄：

(1)若依據本署公告之基準方者，應與基準方相同。

(2)若依據固有典籍者，應與典籍所載相符。

(3)若以他廠之藥品許可證爲依據者，應與其相符。

(4)執行臨床試驗並經審核確認者依審定之效能或適應症。

8.用法用量欄：

(1)用法、用量：應符合原處方份量比例使用爲原則，濃縮劑型中藥之每日服用量應經換算後與每日飲片量相同，一般分二～三次服用。

　　小兒用量：八～十五歲服成人之2/3量。

　　　　　　　五～七歲服成人之1/2量。

　　　　　　　二～四歲服成人之1/3量。

　　　　　　　或標示兒童依年齡遞減之。

成藥不得對二歲以下嬰幼兒標示用法、用量（註：嬰幼兒應由醫師診治服藥）。

(2)藥品應視實際情形註明「本藥須由中醫師處方使用」、「本藥爲醫師、藥師、藥劑生指示藥品」、「成藥」、「調劑專用」等類別字樣。

(3)如有注意事項應予詳填。

9.藥品查驗登記申請書正本應由申請者、製造廠及負責管理或監製者核實內容，蓋章負責，副本由申請者留存。

四、 擬製標籤、外盒圖案注意事項：

1.藥品包裝不可過於簡陋，應符合藥典之規定。

2. 外盒、標籤應依藥事法規定刊印品名、全處方、用法用量、類別、適應症（效能）、許可證字號、批號及保存期限（或製造日期及有效期間或保存期限）、廠名廠址等，不可過於簡略。

3. 外盒、標籤不得刊印涉及猥褻，有傷風化或誇大效能之圖案或文字。另仿單上的說明文字得印載於外盒上。

4.藥品之中文字體應大於英文字體。若須刊載經銷商名稱時，應檢附該經銷商藥商許可執照影本供參。

5.鋁箔盒裝，若為一次服用一粒者，應於每一粒鋁箔紙上刊印藥品名稱，至於廠名及許可證字號，得刊印於每一片（Sheet）鋁箔紙上，若為一次服用多粒者，至少應於每一片鋁箔紙上刊印二個以上藥品名稱。

屬中醫師處方之鋁箔盒裝，應於每片鋁箔紙上刊印藥品名稱，或得以藥廠商標及Code No.刊在每粒製品或鋁箔紙上面以代替藥品名稱。至於廠名，許可證字號及藥品名稱仍應刊印於每一片（Sheet）鋁箔紙上。

6.內服成藥之散劑、顆粒劑或內服液劑（膏滋、糖漿……等）之瓶裝，於上市之產品中應添附××公克量匙或計量器（量杯），應檢附量匙或其攝影本，俾憑辦理領證事宜。容器瓶上已有顯示刻度可供正確計量者可免添附計量器。500公撮以上之包裝如註明「調劑用」者可免添附計量器（包裝內不得添附有吸管）。

7.顆粒劑、散劑之盒裝則須於"每一包"上詳刊（中、英文）品名、全處方、適應症（效能）、用法用量、類別、廠名、廠址、許可證字號等。

8. 藥品名稱字體大小，每個字不得大於或小於另一個字一倍以上。（藥品品名是由廠名或商標、商品名及劑型等三部分組成，前述係指商品名部分而言。）且其字形、字體應易於辨識。

9. 成藥製劑應於外盒、標籤、仿單上加刊"成藥"字樣。

10. 外用製劑應於外盒、標籤、仿單上以紅字或加印紅框"外用"字樣。

五、 擬製仿單（說明書）注意事項：

1. 仿單至少應刊載品名、原方名、處方、適應症（效能）、用法用量、類別、廠名、廠址、許可證字號、注意事項；輸入藥品並應檢附中文說明書。

2. 記載事項不得超出效能、適應症及主要成分之藥理範圍，混合製劑則以各主成分混合使用之主要藥理作用為範圍，並不得誇大為「聖藥」、「特效」、「一滴回生」、「有病無病均可服用」、「絕無副作用」、「安心服用」、「四季可服」等及其類似字樣。

3. 不得刊印涉及猥褻，有傷風化及誇大效能等之圖樣文字。

4. 如有禁忌、警語、副作用及注意事項等均應予詳填。且記載使用上之注意事項，應使用紅字或加印紅框或粗黑異體字並加黑框。

5. 應於仿單（說明書）之商品名後加註處方原典名。

   標籤、外盒之品名可加註處方原典名。

   惟產品包裝未添附仿單（說明書）者，則須於標籤或外盒之品名後加註處方原典名。

6. 若須於標籤、仿單或外盒上刊載經銷商名稱時，除經銷商名稱之字體，不得大於製造廠名稱外，須檢附該經銷商藥商許可執照影本供參。

7. 於申請查驗登記時所檢附之標籤、仿單或外盒之擬稿文字或打字須力求工整。

8. 處方藥、指示藥及成藥應有仿單,調劑專用者得有仿單。若外盒標示內容與仿單相同者，得以標籤代替仿單。

六、 填寫檢驗規格及資料注意事項：

1. 送驗檢體之重量差異試驗：

    (1) 液劑、散劑、濃縮（散、顆粒、細粒）劑之內容量須在標誌量以上。

    (2) 錠劑及膠囊劑應依中華藥典第三版訂定。

    (3) 丸劑之重量差異百分率之限度規定偏差以10%，最大規定偏差以20%爲最低標準。

2. 送驗檢體之平均重量與處方理論重量間之差異限度訂定如下表：

製 劑 種 類	差 異 限 度
未著衣錠劑	±10%
膜衣錠劑	±10%
糖衣錠劑	±15%
膠囊劑、粉劑(單一劑量包裝)	±15%

逾此限度即判定爲不合格

例：某膜衣錠劑處方中所記理論重量爲每錠400mg，而送驗檢體實際平均重量爲每錠500mg，其差異爲十25%，超過上表±10%之限度，即應判定爲不合格而不准登記。

3. 中藥錠劑之崩散度：藥材原粉片（傳統錠）各片均應在三十分鐘內全部崩解；浸膏（半浸膏）片（濃縮錠）、糖衣片各片應在一小時內全部崩解。

七、廠商接到本會有關查驗登記事項之通知時，應注意於限期內辦竣；否則視爲自動放棄，由本會逕予結案。如因故無法依限期辦竣時，得於各該限期內敘明理由申請延期，但以一次爲限。否則視爲自動放棄，由本會逕予結案，所繳審查費，不予退還。

八、 其他：

1.如有查詢或補辦藥品查驗登記、移轉、變更、展延時，均應於來文中寫明完整品名，及本會發文字號，俾便查核。

2.藥品查驗登記申請書，應以打字或電腦列印，不得書寫，並應力求整潔。

3.新案藥品查驗登記案件於發證日起六個月內不得申請變更，申請變更登記之案件於核准日起六個月內亦不得再次申請變更。

4.凡經本會審定為不准登記案件，原申請廠商如有異議時，得於收到通知二個月內提出充分理由，並檢附有關文獻或證件向本會申請覆審，但以一次為限。

5.辦理藥品查驗登記之各項規定期限：

項　　目	國　產		輸　入		逾限處理	備　註
	規定期限	申請延長 一次為限	規定期限	申請延長 一次為限	逾限處理	規定期限內不自動申請延長者逕按逾限處理
1.更改品名 2.補件：	3個月	／	3個月	／	自動放棄 逕予結案	
(1)一般文件	3個月	3個月	3個月	3個月	自動放棄 逕予結案	
(2)檢驗規格	30天	30天	3個月	3個月	自動放棄 逕予結案	
(3)標準品 （指標成分）	30天	2個月	3個月	3個月	自動放棄 逕予結案	
3.送樣	10天	／	3個月	／	自動放棄 逕予結案	
4.領證	3個月	／	3個月	／	逕予註銷 許可證	
5.不准登記 之覆審	2個月	／	3個月	／		一次為限

6.新案藥品查驗登記或變更案件，得以依核定草本印妥之標籤、仿單或外盒及鋁箔紙之紙樣及檢附量匙或計量器之攝影本辦理領證。

貳、簡化藥品查驗登記程序（64.7.4衛署藥字第69996號函）

本會為輔導國內製藥工業及縮短藥品查驗登記發證時間，特訂定「簡化藥品查驗登記程序」乙種，故凡藥廠申請藥品查驗登記應事先切實研討各該藥品處方內容之依據、學術理論（包括配合禁忌）、試製樣品、安全試驗、儲存試驗、品質管制或臨床試驗等各項研究完成後，再提出申請查驗登記。該項程序之規定如下：

1. 藥品查驗登記案件，經審查通過後，即行通知領證，各廠商應依限辦理下列二項手續。

   (1)檢附該藥樣品連同檢驗費於接到通知十日內送檢。

   (2)於接獲包裝、標籤、仿單之核定草本及許可證字號等通知後，限文到三個月內印妥送本會辦理領證手續。

   上項應送之藥品樣品，及辦理領證手續，如未依限辦理者，暫停受理該廠商申請查驗登記案件六個月。但在逾期未超過一個月者，該原申請案件得予受理。

2. 廠商領取藥品許可證後，在樣品檢驗尚未完成前，開始銷售市場者，應確實逐批將製造日期、批號、銷售對象（包括醫院、診所、藥局、藥房等）及數量列表（如附件一）按旬（十天）分別向本會及當地衛生機關報備。

3. 領證後發現所送之樣品，經檢驗不合格時，除應於文到十日內繳回該藥品許可證外，並依實際情形按下列規定處理。

   (1)其產品已銷售市場者，應立即停止製售，並將庫存品及收回市售品分別加封，同時由本會會同地方衛生局抽驗市售品如經檢驗合格時，不予註銷藥品許可證，但應暫停審核該廠商申請藥品查驗登記案件一年，如經抽驗不合格時應視為情節重大，除撤銷該藥品許可證及停止審核藥品查驗登記一年外，並應依藥事法有關規定辦理。

   (2)其產品尚未銷售市場者，經抽樣其產品如檢驗合格應俟發還原繳回之許可證後始得製售，並暫停審核藥品查驗登記六個月。如檢驗不合格比照前項規定處理。

   (3)經檢驗不合格，如係出於檢驗規格不妥，除仍應於十日內繳回原藥

品許可證及立即停止製售外，並限期廠商自行檢討，補送正確規格再經檢驗合格俟發還原繳回之許可證後始得製售，但仍應暫停審核藥品查驗登記六個月。

(4)凡屬重新檢驗案件應再繳納檢驗費。

4.廠商如在同一個月份內連續申請藥品查驗登記複方二件或單方六件或複方一件單方三件以上者，應提出專案申請，說明理由並檢附製造廠有關資料（如藥品製造、品質管制部門之設備及專業技術人員等有關資料），經審查或派員實地檢視其品質管制、生產記錄、樣品製造過程，及藥品監製者駐廠情形，確認其符合實際及有製造能力者，再辦理查驗登記，否則不予受理。

5.為輔導新設藥廠創業伊始，其藥品申請案件予以優先審查。

新濃縮製劑廠其複方或單味製劑可分別專案申請共一百件或五十件，惟每次專案僅得申請二十四件。其他劑型廠得比照以一次專案申請為原則。

6.今後各該廠商提出藥品查驗登記案同時應填具按「簡化藥品查驗登記程序」規定之切結書一份。

附件一

藥品股份有限公司（藥廠）市售藥品旬報表

起訖日期：

藥品名稱	製造日期	批號	銷售情形					備 註
			對象	地點	包裝	數量	時間	

【附錄三】中藥製劑基準

一、丸劑製劑基準：

1. 丸劑可分爲煉蜜丸、米糊丸（澱粉糊）、水泛丸及麥芽膏丸等四種。

2. 製造丸劑之粘合劑（蜂蜜或米糊）應以實際之實用量詳細記載。

3. 處方依據如爲湯或應爲煎煮時，不宜作爲丸劑。

二、散劑製劑基準：

1. 處方依據如爲湯劑或應爲煎煮時，不宜作爲散劑。

2. 處方依據爲散劑，其成分含有粘性物質如麥門冬、棗肉等，如不易研成粉末時，宜改爲其他劑型。

三、膏滋劑製劑基準：

膏滋劑係中藥煎煮過濾後，母液中加蜂蜜或糖濃縮成半流體狀之製品，不得摻入人工甘味劑，但得加符合食品添加物規定之合法防腐劑。

四、中藥酒劑製劑基準：

1. 凡製造中藥酒劑應在處方中標明其含醇量。

2. 中藥酒劑之含醇量，應爲對該製劑乙醇標誌量之85~110%。

3. 處方依據以公布之中藥酒劑基準方爲原則。

五、糖漿劑製劑基準：

1. 糖漿劑爲含糖濃縮溶液以蔗糖爲原料，其含蔗糖量應不低於55%W/V。

2. 感冒（咳嗽）糖漿劑，不得配合西藥成分等，但得加入藥用著色劑、防腐劑、矯味劑、香料等賦形劑。

3. 感冒（咳嗽）糖漿劑，如含有麻黃、茶葉應依下列規定辦理。

品名	一日最大配合量	備註
麻黃	1.5g	成品作含量測定時,其麻黃鹼一日最大配合量不得超過15mg(以麻黃中含有1%麻黃鹼計算)。
茶葉	3.75g	1. 成品作含量測定時,其茶葉鹼一日最大配合量不得超過75mg(以茶葉中含有2%咖啡鹼計算) 2. 含有茶葉者應作咖啡鹼及鞣酸鑑別試驗。

4.感冒(咳嗽)糖漿劑,其適應症如下:

感冒諸症狀(流鼻水、鼻塞、打噴嚏、咽喉痛、咳嗽、喀痰、發熱、頭痛)之緩解。

六、 中藥濃縮製劑基準:

1.原方為湯劑者,在製造時應合併煎煮,原方為丸、散者,可以分別煎煮,其抽出的浸膏除得以乳糖、澱粉或經本會核准之適當之製劑輔助劑、不影響藥效之賦形劑等為賦形劑予以調製外,若原方依據為丸、散(煮散除外)者或其他特殊情形並經本會核准者,得以中藥原末調製之。其微生物限量規定應比照賦形劑之規定。

2.濃縮製劑其乾燥浸膏與賦形劑之比例,以1比1為參考原則。若有特殊情況,必須附送實驗資料,以便審查。

3. 依實際生產情形於申請書填寫濃縮倍數(生藥與浸膏比例)。

4.一般中藥均以合併煎煮為原則,但有些中藥不宜加入煎煮者不得合併煎煮,如阿膠、芒硝、飴糖應另行處理。

5.處方分量之表示法,湯劑應將原處方之分量及濃縮後之分量分別表示。丸、散劑分別煎煮時應以浸膏量(註明其倍數)表示之。

【附錄四】 隨機號碼表（亂數表）

13962 70992 65172 28053 02190 83634 66012 70305 66761 88344

43905 46941 72300 11641 43548 30455 07686 31840 03261 89139

00504 48658 38051 59408 16508 82979 92002 63606 41078 86326

61274 57238 47267 35303 29066 02140 60867 39847 50968 96719

43753 21159 16239 50595 62509 61207 86816 29902 23395 72640

83503 51662 21636 68192 84294 38754 84755 34053 94582 29215

36807 71420 35804 44862 23577 79551 42003 58684 09271 68396

19110 55680 18792 41487 16614 83053 00812 16749 45347 88199

82615 86984 93290 87971 60022 35415 20852 02909 99476 45568

05621 26584 36493 63013 68181 57702 49510 75304 38724 15712

06936 37293 55875 71213 83025 46063 74665 12178 10741 58362

84981 60458 16194 92403 80951 80068 47076 23310 74899 87929

66354 88441 96191 04794 14714 64749 43097 83976 83281 72038

49602 94109 36460 62353 00721 66980 82554 90270 12312 56299

78430 72391 96973 70437 97803 78683 04670 70667 58912 21883

33331 51803 15934 75807 46561 80188 78984 29317 27971 16440

62843 84445 56652 91797 45284 25842 96246 73504 21631 81223

19528 15445 77764 33446 41204 70067 33354 70680 66664 75486

16737 01887 50934 43306 75190 86997 56561 79018 34273 25196

99389 06685 45945 62000 76228 60645 87750 46329 46544 95665

36160 38196 77705 28891 12106 56281 86222 66116 39626 06080

05505 45420 44016 79662 92069 27628 50002 32540 19848 27319

85962 19758 92795 00458 71289 05884 37963 23322 73243 98185

28763 04900 54460 22083 89279 43492 00066 40857 86568 49336

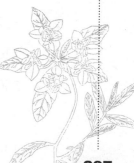

287

42222 40446 82240 79159 44168 38213 46839 26598 29983 67645

43626 40039 51492 36488 70280 24218 14596 04744 89336 35630

97761 43444 95895 24102 07006 71923 04800 32062 41425 66862

49275 44270 52512 03951 21651 53867 73531 70073 45542 22831

15797 75134 39856 73527 78417 36208 59510 76913 22499 68467

04497 24853 43879 07613 26400 17180 18880 66083 02196 10638

95468 87411 30647 88711 01765 57688 60665 57636 36070 37285

01420 74218 71047 14401 74537 14820 45248 78007 65911 38583

74633 40171 97092 79137 30698 97915 36305 42613 87251 75608

46662 99688 59576 04887 02310 35508 69481 30300 94047 57096

10853 10393 03013 90372 89639 65800 88532 71789 59964 50681

68583 01032 67938 29733 71176 35699 10551 15091 52947 20134

75818 78982 24258 93051 02081 83890 66944 99856 87950 13952

16395 16837 00538 57133 89398 78205 72122 99655 25294 20941

53892 15105 40963 69267 85534 00533 27130 90420 72584 84576

66009 26869 91829 65078 89616 49016 14200 97469 88307 92282

45292 93427 92326 70206 15847 14302 60043 30530 57149 08642

34033 45008 41621 79437 98745 84455 66769 94729 17975 50963

13364 09937 00535 88122 47278 90758 23542 35273 67912 97670

03343 62593 93332 09921 25306 57483 98115 33460 55304 43572

46145 24476 62507 19530 41257 97919 02290 40357 38408 50031

37703 51658 17420 30593 39637 64220 45486 03698 80220 12139

12622 98083 17689 59677 56603 93316 79858 52548 67367 72416

56043 00251 70085 28067 78135 53000 18138 40564 77086 49557

43401 35924 28308 55140 07515 53854 23023 70268 80435 24269

18053 53460 32125 81357 26935 67234 78460 47833 20496 35645

【附錄五】 後續性中藥GMP查廠概況紀錄

一、新產品加速試驗執行情形

1.應有溫、濕度正確記錄之措施，並定期紀綠之。

2.試製品是否為現場設備所產製

甲、現有中藥製劑許可證種類之張數：

乙、最近一年每月用電量

二、組織與人事

1.全廠員工 _____ 人 _____ 藥師 _____ 人，職業登記 _____ 人

2.全廠人事組織表與員工學經歷、到職日期

3.是否制定代理人制度SOP

4.是否制定員工訓練SOP並確實依規定執行

5.員工定期健康檢查

6.製造與品管部門是否能獨立行使職權

三、倉儲管理

（一）原料（液）倉庫

1.是否有溫、濕度管制

2.是否有待驗、合格、不合格區分

3.各項標示內容是否完整確實相符

3.1.是否均經檢驗合格後方用於製造或列合格區並先准先用

4.庫存數量是否正確

5.原料（液）是否逐批抽樣全項檢驗

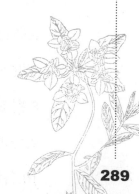

6.各原料是否每批均留樣

7.物料是否訂有抽樣計劃並確實執行

8.標示材料是否特別分開管理

9.各種物料之發放使用退回銷毀是否有明確規定，數量是否相符

10.與成品直接接觸之物料是否有防止污染之措施。

11.是否另設有毒劇藥品等危險品倉庫並特別加鎖管理

（二）半製品倉庫

1.是否視半製品性質有溫、濕度管制

2.半製品標示內容是否明確

3.是否有待驗、合格與不合格之區分

4.各批產品前後批之分隔是否明確

5.庫存數量與庫存記錄是否相符

（三）成品倉庫

1.是否視成品性質有溫、濕度管制

2.成品標示內容是否明確

3.是否有待驗、合格與不合格之區分

4.各批產品前後批之分隔是否明確

5.是否含有保育類野生動物之中藥材

6.庫存數量與庫存記錄是否相符

7.批次是否完整

8.批成品（含分批管制）是否分別檢驗合格並經品管判定後始出庫。

9.是否確實檢驗，必要時得請品質人員抽樣檢驗以確認紀錄之正確。

10.各種製劑是否依原登記成品規格逐一檢驗。

11.品管是否確實審核批次製造紀錄及品管檢驗紀錄（原始紀錄、圖譜等）後始放行。

12.是否每批成品均留有足夠檢驗量二次之儲備樣品。

13.是否每種成品均標示有效期間／保存期間。

14.是否制定成品運銷作業程序並建立完整回收系統以資遵行。

15是否有回收品之處置、管理作業程序.

16.半製品貯存、管理是否符合規定另設倉庫所在

四、製造管理

（一）是否確實勵行員工作業衛生規範

1.訂有員工進出作業場所之清潔、更衣作業程序並確實執行

1.1.更衣室順序張貼更衣作業程序以資遵行

1.2.置有廢棄物收集容器

2.人員、物品之通路是否合理不致發生交叉污染之情形。

3.作業服裝之清洗、滅菌、貯存是否符合規定。

4.現場作業人員確認未患傳染性疾病（開放性TB、傷口）。

（二）作業場所之環境管制與確認情形及溫、濕是否符合GMP規定。

（三）作業設備、設施及場所之清潔與確認是否符合規定

1.空調系統及無菌層流裝置之維護、保養及確認是否符合規定

2.供水系統之材質、清潔保養、管理及水質檢驗是否符合GMP規定。

3.作業場所設備清潔消毒法

（四）查廠當日生產批次

1.是否確實依SOP進行

2.是否確實依製程進度填寫批次製造紀錄

3.現場使用之成品容器其貯存、使用是否足以防止交叉污染。

五、品質管制

1.是否有足夠之檢驗所需儀器、設施。

2.儀器、設備之維護、校正是否符合規定並留有紀錄。

3.檢驗用試藥、標準品之管理、使用是否符合規定。

4.各項作業是否均有既定之書面作業程序及各類紀錄資料之存放、管理。

5.是否制訂並執行成品品質評估作業以供未來製程改進之參考。

6.是否執行市售品室溫貯存安定性試驗

7.是否利用現有GMP設備兼製食品

六、前次查廠缺失改善情形

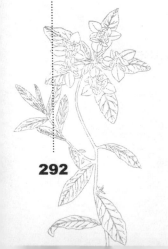

【附錄六】 藥品非臨床試驗優良操作規範

(Good Laboratory Practice for Nonclinical Laboratory Studies)

第壹章　總則

一、藥品非臨床試驗優良操作規範(以下簡稱本規範)，係提供藥品研發評估及藥品查驗登記申請文件中的非臨床試驗應遵循之規範，以確保各項試驗數據之品質及試驗之完整性與可信度。

二、本規範專有名詞之定義如下：

1.實驗室優良操作規範（Good Laboratory Practice, GLP）

實驗室優良操作規範係指有關實驗室試驗之計畫、執行、監測、記錄、報告及檔案的組織架構及規範。

2.非臨床試驗（Nonclinical Laboratory Study）

非臨床試驗（以下簡稱試驗)係指於實驗室條件下之試驗體系，用活體內或活體外試驗來測試試驗物質的安全性。此試驗並不包括人體試驗或臨床試驗。亦不包括測試試驗物質是否具有任何潛在用途或針對其物理或化學性質所作的基礎性研究。

3.試驗機構（Testing Facility）

試驗機構係指包括執行試驗所需之人員、設施、設備及作業部門。

4.試驗機構負責人（Management）

試驗機構負責人係指管理該試驗機構整體作業之負責人。

5.試驗主持人（Study Director）

試驗主持人係指執行該試驗之負責人。

6. 試驗委託者（Sponsor）

試驗委託者係指提供試驗之財務或其他資源；或將試驗結果向中央衛

生主管機關申請藥品查驗登記之個人或法人，亦可為執行試驗之試驗機構。

7.品質保證單位（Quality Assurance Unit）

品質保證單位係指為確保試驗符合本規範之規定，由試驗機構負責人指定執行品質保證工作之未參與此研究之人員或組織。

8.試驗體系（Test System）

試驗體系係指試驗中用來測試試驗物質或對照物質之動物、植物、微生物、細胞或其組成部份，化學或物理等體系或其合併體系。

9.試藥與溶液（Reagents and Solutions）

試藥與溶液係包括試藥、試液、溶劑、指示劑、試紙、比色溶液及容量分析溶液等。

10.試驗物質（Test Article）

試驗物質係指任何待測之藥品、化學、生物物質或其混合物。

11.對照物質（Control Article or Reference Article）

對照物質係指於試驗期間，用以與試驗物質比較之藥品、化學、生物物質或其混合物。

12.賦形體（Vehicle or Carrier）

賦形體係指用來混合、分散或溶解以利於試驗物質或對照物質投予試驗體系之媒介物質。

13.批(Lot or Batch）

批係指如本規範第陸章第一項所述之特定數量之試驗物質或對照物質，其具有均一之特性與品質。

14.樣品（Sample）

樣品係指定量之試驗物質或對照物質。

15.標本（Specimen）

標本係指由試驗體系衍生而來用於檢查或分析之物質。

16.原始數據（Raw Data）

原始數據係指於試驗過程中為整理或評估試驗報告所需保留之任何觀察結果、原始紀錄、文件或其精確複印本。原始數據可包括相片、微縮影片、電腦列印報表、磁性媒體及自動裝置等所得到之觀察數據或其紀錄。

三、試驗委託者對受託試驗機構之通知

試驗委託者申請受託試驗機構進行試驗時，試驗委託者必須事先通知受託試驗機構遵照本規範進行試驗。

四、查核

1.中央衛生主管機關為確認試驗之可信度及完整性，試驗機構應允許其查核人員查核依本規範之設施及保存之文書紀錄、標本等；查核人員得影印或以其他適當方法複製該文書紀錄或其副本。

2.前款所述之查核，必要時中央衛生主管機關得指定適當人員查核；或邀請有關機關或專家參加查核。

第貳章　組織與人事

一、組織

試驗機構內置試驗機構負責人負責整體試驗之管理，且每一試驗計畫應有一試驗主持人負責試驗之執行，並應設品質保證單位稽查各項試驗工作以確保其執行過程均符合本規範之要求。

二、人員管理

1.參與執行的每一位人員及負有監督責任者必須具備相當之教育、訓練、經驗或兼具而能勝任其職務。

2.應以書面制訂試驗機構內每一職位之工作職責，並應確實遵行之。

3.應保存實際參與試驗者之學歷背景、經歷、曾接受有關訓練及工作職

責等之最新資料。

4. 應依據試驗計畫書之要求,提供足夠之人員參與試驗工作。

5. 應制訂新進及在職人員應有之訓練程序,以確保每一位試驗人員均能勝任其職務,且應將訓練內容及結果作成完整之紀錄。

6. 試驗操作人員應注意個人衛生及健康,以防止污染試驗物質、對照物質及試驗體系等。

7. 參與試驗者發現罹患足以影響試驗可信度之疾病應報告其監督者,應避免參與試驗,與試驗物質、對照物質及試驗體系接觸,以免影響試驗品質及其完整性,直至其恢復健康狀況。

8. 參與試驗者應配合工作性質穿著適當之工作衣物(包括護鏡、保護衣、口罩、手套、鞋、襪等)執行工作,並依需要經常換洗,以防止來自試驗物質、對照物質及試驗體系之微生物、放射性物質或化學性物質等之污染。

9. 試驗人員應配合工作性質接受定期健康檢查。

10. 試驗人員必須遵守實驗室安全及其有關規定執行試驗。

三、試驗機構負責人

試驗機構負責人應確保試驗機構依照本規範執行,並確保下列事項:

1. 確保每一試驗開始前均有一指定如本章第四項所述之試驗主持人負責該試驗之執行。

2. 於試驗過程中視需要可即時更換試驗主持人,惟其更換事宜應作成書面紀錄。

3. 制訂實驗安全措施以確保實驗室安全。

4. 設立如本章第五項所述之品質保證單位,並確保其功能符合本規範之規定。

5. 確保試驗物質、對照物質或其混合物於必要時進行適當之鑑別,並測試其含量、純度、安定性及均一性等試驗。

6.確保人員、試驗材料、經費、設施、儀器、設備及試驗方法均依既定計畫執行之。

7.確保每一試驗均依既定之標準操作程序執行，而其安全及衛生規定皆符合國家有關法令之要求。

8.確保試驗人員都確切明瞭其執行之工作。

9.確保當試驗執行與本規範有所偏差時，品質保證單位應通知試驗主持人採取改善補救措施並作成書面紀錄。

10.必要時與試驗委託者共同同意試驗計畫書。

11.確保試驗計畫書、有關之標準操作程序及其制訂歷程檔案均妥善保存。

12.確保試驗計畫書之修訂確經同意並予以詳確記錄。

13.應指定一位經授權之人員負責管理檔案室。

四、試驗主持人

試驗主持人應由具備相當教育、訓練、經驗或兼具之科技專業人員擔任。試驗主持人對試驗之執行及管制，試驗結果之解釋、分析、紀錄及報告等負整體之責任並應確保下列事宜：

1.試驗計畫書及其任何變更事項，均依照本規範第七章之規定審核後執行。

2.所有試驗數據包括試驗體系中非預期之觀察結果，均經詳確記錄及審核。

3.試驗過程中，足以影響試驗品質及其完整性之突發狀況與所採取之補救措施，均經詳確記錄。

4.所使用之試驗體系符合試驗計畫書之規定。

5.試驗程序均依本規範規定執行。

6. 所有原始數據、紀錄、試驗計畫書、標本及總結試驗報告等，於試驗過程或試驗終了均予以歸檔。

五、品質保證單位

1. 試驗機構應設品質保證單位，負責稽查試驗計畫之執行過程，以確保其設施、設備、儀器、人員、試驗方法、各項管制及紀錄等符合本規範之要求。

2. 執行品質保證工作人員應熟悉該試驗且經有關訓練並由不參與該試驗之人員擔任。

3. 品質保證單位之職責及作業程序：

   (1) 負責保存一份所有在試驗機構裏進行試驗之主計畫進度表（依試驗物質製作索引），內容包括試驗物質或成分、試驗體系、試驗性質，試驗執行日期、各試驗階段、試驗委託者姓名、試驗主持人姓名及總結試驗報告。

   (2) 對負責稽查之試驗保存一份其試驗計畫書。

   (3) 定期稽查各試驗階段以確保所執行之試驗符合試驗計畫書及標準操作程序，將稽查試驗結果及內容、稽查所發現問題之缺失及改進措施與再稽查日期等製作成報告並簽署後保存。試驗階段應適當的間隔定期稽查，以確保試驗之可信度及完整性。稽查過程中如發現影響試驗可信度及完整性之重要問題時，應立刻報告試驗主持人及試驗機構負責人。

   (4) 應對負責稽查之試驗定期提出稽查試驗之現階段書面報告，簽具問題缺失並提具體修正措施，並送交試驗機構負責人及試驗主持人。

   (5) 應確定所稽查之試驗其執行與標準操作程序或核准之試驗計畫書無未經審核之任何偏差發生。

   (6) 稽查總結試驗報告時應確定該報告正確地記載試驗方法，且其結果正確反映試驗之原始數據。

   (7) 稽查終了應簽署一份報告併於總結試驗報告送交試驗主持人及試驗機構負責人，該報告應載明稽查日期及於稽查過程中所發現之缺失及改進措施。

4. 品質保證單位之職責及其作業程序以及編索有關紀錄的方法均應制訂

標準操作程序並保存遵行之。所有保存之紀錄應包括稽查日期、試驗名稱、試驗階段及稽查者之簽名、簽註日期。

5.所有品質保證單位保存之紀錄應存放於試驗機構備查。

第參章　設施

一、一般規定

試驗機構應具有適當之配置、空間及構造以利試驗之執行，且其設計須有適當程度之隔離，以避免任何功能或活動對試驗產生不良的影響。

二、動物管理設施

1.動物管理設施之設計、構造及配置應以對試驗之干擾降至最低為原則。

2.為確保動物品種（系）或試驗體系之區分、個別計畫之獨立、動物檢疫之隔離、一般或特定動物之飼養，必要時應設足夠的動物飼養場所。

3.當使用之試驗體系或試驗物質及對照物質具有生物危險性（包括揮發性、放射性、傳染性物質及噴霧劑等）時，應具足夠之動物飼養場所以供與前款之場所分開。

4.應提供適當的場所作為診療及控制試驗動物疾病之用，且應提供已知或疑似染有疾病之動物、帶菌者與其他動物作有效隔離的場所。

5.動物飼養場所應有收集及衛生處理試驗體系所產生之排泄物、廢棄物之設施，若無前述設施則於運出試驗機構前應予安全且衛生之儲存。

該處理設施應具有將疾病、氣味、害蟲孳生和環境污染降至最低之功能。

三、動物用品供給設施

試驗機構內必要時應具備儲存飼料、床敷、墊料、飼養用品及器具之場所，且飼料、床敷及墊料的儲存場所與試驗體系之飼養場所分開，以防止污染。易腐爛之用品或飼料應以適當方法儲存之。

四、試驗物質及對照物質之管理設施

1.為防止污染及混淆，試驗機構應有下列區域：

(1)試驗物質及對照物質之驗收、儲存及處理場所。

(2)試驗物質、對照物質與賦形體之調和場所。

(3)前述混合物之儲存場所。

2.前款所列工作區域應與試驗體系之飼養場所隔離，並確保試驗物質或對照物質及其混合物之力價、純度、均一性及安定性。

五、試驗操作區域

試驗機構應具有足敷試驗所需之設施，且應視需要提供適當之隔離試驗場所，以執行所需之例行工作及特定工作，其試驗場所之設置條件應配合工作之需要。

六、標本、紀錄與報告之管理設施

應提供存放與檢索所有試驗計畫書、原始數據、標本、樣品、文書紀錄與報告之場所，此場所非經授權不可進入。

七、實驗室安全及廢棄物處理設施

實驗室之安全防護及廢棄物之處理應符合法令規章。

第肆章　設備

一、一般規定

1.用於數據之產生、處理及評估之儀器或器具以及環境管制所需之機器，應具有適當的設計及足夠功能，且其配置應便於操作、檢查、清潔與維護。

2. 有關物理、化學及生物等各項試驗，應視其需要設置所需之設備，且其設置之條件應能配合工作需要，並妥為配置及維護。

3.用於試驗之儀器及器材選擇以對試驗體系或試驗目的之干擾降至最低

為原則。

二、維護與校正

1. 用於數據之產生、處理或評估之設備應予適當之清潔、定期維護及校正。

2. 應制訂有關操作、稽查、校正及維護儀器、器具、裝置、儀表及記錄器等之標準操作程序，明確規定其校正、維護方法及頻率。標準操作程序中對前述各項工作應指定專人負責。

3. 前款設備經校正，若發現未能符合其精確度界限，應限制使用並採取補救措施。

4. 所有儀器操作、稽查、維護及校正紀錄均應予保存，前述紀錄應含各項工作之日期，並註明其操作維護是否依照既定之標準操作程序進行。若因儀器功能失常所執行之非例行性修護工作，其紀錄應記載該缺點發生時間、原因以及所採取之補救措施。

第伍章　試驗機構之操作

一、標準操作程序

1. 為提高試驗數據之品質及確保試驗之完整、安全性，應依本規範制訂各項標準操作程序，並經試驗機構負責人審核後實施。

2. 標準操作程序應存放於各有關之試驗場所。其他發表之文獻、書籍或實驗手冊等可作為標準操作程序之補遺。

3. 試驗中各項操作與既定之標準操作程序有所偏差時應予記錄，並由試驗主持人作合理的判釋。重大的變更則必須經試驗機構負責人審核，並保存書面紀錄。

4. 標準操作程序修訂時，均應經試驗機構負責人核准。有關標準操作程序之制訂歷程及修訂版應予保留。

5. 標準操作程序原則上需涵蓋下列各款有關項目：

(1)儀器及器具之使用與管理。

(2)機器及設備之使用與管理。

(3) 試藥及溶液之管制。

(4) 試驗物質及對照物質之管制。

(5) 試驗方法。

(6) 動物及動物房之管理。

(7)實驗動物之鑑定、房舍、配置及運送。

(8)試驗體系之觀察及調查。

(9)瀕死及死亡動物之處理。

(10)實驗動物之活體解剖及死體解剖之檢查。

(11)標本之收集、鑑定及管理。

(12)組織病理學之檢查。

(13) 紀錄與報告之管理。

(14)品質保證工作之執行。

(15)試驗安全衛生管制。

(16)廢棄物處理

(17)其他有關事項之管制。

二、生物試驗體系

1.進口、購買、飼（培）養或使用動物、植物、微生物及細胞等，應依
據國家有關之法令規定辦理。

2.動物、植物、微生物及細胞之購買、飼（培）養及使用應具有標準操
作程序，並保存其紀錄以供追溯瞭解其使用歷程。

3.新購進之動物、植物等在未評估其健康狀態前應予隔離檢疫，若觀察
期間有異常疾病或死亡時，該批動物、植物等不得供試驗使用，並予
適當處置。

4.動物、植物、微生物及細胞等於試驗前，應經適當之適應期後始得供試驗。

5.在試驗開始時，動物不應有干擾試驗之任何疾病或不良健康狀況發生，若於試驗中有上述情形發生，則該動物應予隔離，必要時對已感染疾病或有疾病徵兆之動物應予治療，而此治療不得對試驗有任何干擾，診療過程及日期均應予記錄保存。

6.試驗過程必須長期處理或觀察，或因各種原因必須從籠中取出或送回之溫血動物（未斷乳之嚙齒類動物除外），應有明確之識別方法。每一動物飼養容器外應有明顯之標識，以確認容器內每一試驗動物。

7.不同品種(系)的動物必要時應分別飼養於個別的場所，而相同品種（系）用於不同試驗的動物，若可能因不慎暴露於試驗物質、對照物質或其混合物而影響試驗結果時，原則上不可置於同一室，若必須置於同一室者，則應有適當空間之隔離及明確標示。

8.動物飼養場所、動物籠、架及其他附屬器皿、裝置等應定期清洗與衛生處理。

9.動物籠或盤內所使用之床敷、墊料應不得干擾試驗目的或試驗進行，且應視需要予以更換，以保證動物置於乾燥和清潔之環境。

10.動物飲水及飼料應定期分析，以確定對試驗產生可能干擾之污染物無超過試驗計畫書內規定的容許範圍，其結果應以原始數據之方式保存。

11.使用殺蟲劑時應予記錄，若清潔劑及殺蟲劑會干擾試驗時則不可使用。

三、試藥與溶液之管制

試驗中使用之試藥與溶液應標示其內容物、濃度、儲存條件、配製日期及有效期限(或再驗日期)。未標示有效期限之試藥與溶液應予重行檢驗。變質或超過有效期限者不得使用。

第陸章　試驗物質及對照物質

一、試驗物質與對照物質之特性

1. 試驗開始前應確定每批試驗物質或對照物質之本質、力價、純度、組成或其他可以確切顯示該等物質之特性，並予以記錄。試驗機構或試驗委託者應記錄試驗物質及對照物質之合成、製造方法或來源。若以市售商品為對照物質，其特性可用其確定之標誌代替。

2. 試驗機構或試驗委託者應在開始進行各項試驗前，應確定試驗物質或對照物質之安定性；或依據既定之標準操作程序定期檢驗之。

3. 試驗物質及對照物質之每一貯存容器均標示其名稱、編號（代碼）、批號及有效期限，必要時應標示儲存條件。試驗過程中特定試驗物質應置於適當容器貯存之。

4. 試驗物質之留樣─試驗物質與對照物質每一批均應留存具代表性之儲備樣品，其存放條件應與標示者相同。

   儲備樣品之保存期限至少應予留存至試驗結束；當試驗期間超過四週時，向中央衛生主管機關申請藥品查驗登記者，其儲備樣品保存至核准上市後至少二年；其未申請者亦應保存至試驗完成或終止後至少二年。於儲存過程中易腐壞或不安定者應保存至該物質之品質可評估之最後期限。

二、試驗物質與對照物質之管制

應制訂試驗物質及對照物質之管制作業程序，並確保下列各事項：

1. 適當之儲存。

2. 處理及輸送過程具有適當之標識，且確保未受任何污染、變質或損毀。

3. 具有驗收、取樣、儲存及處理之標準操作程序及紀錄，此紀錄應含品名、數量、日期及處理狀況。

三、試驗物質、對照物質與賦形體之混合

1.每批試驗物質、對照物質與賦形體之混合，應以適當方法分析下述各項：

(1)確定試驗物質或對照物質與賦形體混合物之均一性，並定期測試混合物中試驗物質或對照物質之濃度。

(1)依據試驗條件，在開始進行各項試驗前，應確定在賦形體混合物中試驗物質或對照物質之安定性；或遵照既定之標準操作程序定期檢驗之。

2. 試驗物質或對照物質之賦形體混合物中有一成分具有效期限，則應加以標示該期限，若不只一成分具有效期限者，應以其最早失效日期標示之。

第柒章　試驗計畫書及試驗之執行

一、試驗計畫書

1.各項試驗應於試驗前撰寫明確顯示試驗目的及方法試驗計畫書，並經試驗機構負責人（含試驗委託者）核准及保存之。上述試驗計畫書需記載下列有關事項：

(1)試驗名稱、性質及目的。

(2)執行試驗之試驗機構及試驗委託者之名稱及住址。

(3)試驗主持人姓名。

(4)試驗所需人力。

(5) 試驗開始及結束預定日與預定進度。

(6)對照物質及試驗物質應有足以識別之名稱、編號或代碼。

(7)試驗設計之敘述，包括取樣計畫及偏差管制的方法。

(8)試驗方法（含執行試驗之調查、分析、測定及觀察之種類與頻度）。

(9)試驗體系選擇之理由。

(10)試驗體系之特性描述，例如生物之名稱、數量、體重範圍、年齡、性別、供應來源、品種、品系及其他有關資料。

(11)試驗體系之識別法。

(12)用於動物試驗過程中之溶劑、乳化劑、飼料、飲水等之敘述或鑑別。若已知上述物質中含有影響試驗結果之污染物質，則須明定該污染物質之容許範圍。

(13)投予途徑及選擇該途徑之理由。

(14)投予劑量、方法及頻率。

(15)統計方法之敘述。

(16)試驗機構負責人(含試驗委託者)之認可日期與試驗主持人之簽名及簽註日期。

(17)需保存紀錄與資料之項目。

2.經核准之計畫書需作任何修訂或變更時，均應經試驗主持人核准簽名及簽註日期，且需註明其修訂原因並與試驗計畫書保存之。

二、試驗之執行

1.任何試驗均應依據試驗計畫書及有關之標準操作程序執行，並予以追蹤管制。

2.每一試驗均應有一明確的標示，試驗過程中所使用試藥、溶液及標本等應予明確之標示。

3.標本應以適當方法標示試驗種類、試驗體系之編號及採集日期。

4.解剖取得標本之肉眼觀察應予以記錄，以便執行組織病理學檢查之人員參考。

5.試驗所得到數據之記錄及變更，應遵循下列各事項：

(1)試驗過程中產生之數據，均應以不可塗銷之方法直接、迅速、清晰、正確地予以記錄，並簽名及簽註日期。

(2)自動數據收集系統產生之數據，於輸入時應由負責鍵入者予以確認

簽名及簽註日期。

(3)任何資料、數據於變更時亦應保留其原始數據,且註明變更原因、日期及確認者簽名。自動數據收集系統產生之數據,鍵入不清楚需變更時,應註明變更原因及鍵入者予以確認簽名及簽注日期。

6.試驗進行中有任何異常或非預期之現象時,參與試驗人員應迅速向試驗主持人報告並詳細記錄之。

第捌章　紀錄與報告

一、總結試驗報告

1.每一試驗終了時均應依試驗計畫書撰寫總結試驗報告,內容至少需包括下列事項:

(1)試驗名稱、性質及目的。

(2)試驗機構單位名稱及地址。

(3)試驗之開始及完成日期。

(4) 試驗方法之依據(含執行試驗之調查、分析、測定及觀察之種類與頻度)。

(5)取樣及試驗過程中所產生數據之完整紀錄,包括儀器輸出之原始資料及圖譜等。

(6)對照及試驗物質之名稱、編號或代碼、批號、力價、純度及組成或其他適當之特性描述以確認該等物質。

(7)試驗物質及對照物質於既定之投予條件下之安定性。

(8)試驗體系之特性描述,例如生物之名稱、數量、性別、體重範圍、供應來源、品種、品系與其他有關資料及其識別程序。

(9)投予劑量、途徑、頻率及投予期間之記載。

(10)試驗主持人及參與試驗人員姓名與業務分配。

(11)分析數據所用之統計方法及演算公式。

(12)可能影響數據品質及試驗完整性之因素。

(13)試驗數據之運算，分析及其導出之結論及試驗結果之評估判定與摘要（包括參與試驗人員個別報告之簽名及簽註日期）。

(14)標本、原始數據及總結試驗報告之儲存場所及期限。

(15)原始試驗計畫書之任何變更事項。

(16)品質保證單位依本規範第二章規定作成之報告。

2.具結確認數據之真實性及試驗程序均依本規範規定執行，並於總結試驗報告應經試驗主持人簽名。

3.總結試驗報告之補充或修正應由試驗主持人依一定程序修訂之，且於該報告中清楚顯示其為增補或修正部份，且載明其理由，並由修訂者簽名及簽註日期並由試驗主持人確認之。

二、紀錄及報告之儲存與追溯

1.試驗產生之所有原始數據、標本（致突變性試驗及血液、尿糞、生物體液得到之標本除外）、紀錄文書、試驗計畫書和總結試驗報告應建檔並予保存。

2.所有原始數據、標本、紀錄文書、試驗計畫書、中間及總結試驗報告均應依序存檔且利於追溯。其儲存狀況應以避免變質為原則，且保存場所應有降低至最小損害之設計；試驗機構亦可委託檔案保管機構提供其適當保存場所。若標本或原始數據與總結試驗報告分開建檔保存時，總結試驗報告之檔案應予詳確記錄。

3.紀錄及報告之儲存場所應有特定人員負責管理且非經授權不可進入。進出檔案室之物品應予記錄。

4.因試驗規定必須儲存之物質及其有關資料應依序編索以利追溯，例如試驗名稱、試驗物質、試驗日期、試驗體系及試驗本質等之索引。

三、紀錄及報告之保存期限

1.試驗產生之所有原始數據、標本（致突變性試驗及血液、尿糞、生物體液得到之標本除外）、紀錄文書、標準操作程序及其制訂歷程、主

計畫進度表、試驗計畫書和總結試驗報告等，向中央衛生主管機關申請藥品查驗登記者，保存至核准上市後至少五年；其未申請者亦應保存至試驗完成或終止後至少二年。

2.除前款規定外，溼性標本（致突變性試驗及血液、尿糞、生物體液得到之標本除外）、試驗物質或對照物質樣品及經特別處理之物質，保存過程易顯著變質者，應保存至該物質可評估之最後期限。

3.品質保證單位之主計畫進度表、稽查紀錄及負責稽查之試驗計畫書影本均應依序歸檔，並依本章第三項第一款之規定保存於品質保證單位。

4.所使用儀器之檢查、保養及校正紀錄，應依本章第三項第一款之規定保存。

5.依據本規範第二章之規定有關參與試驗人員之職責、訓練過程及學經歷背景等資料應依本章第三項第一款之規定保存。

6.本項之紀錄文書得以原始紀錄文書、相片、顯微影片、電子紀錄或其他精確產生之原始紀錄文書之真實複印本保存之。

7.若試驗機構或委託檔案保管機構結束營運時，本項所述之所有原始數據、紀錄文書、及相關資料檔案應轉移繼任試驗機構；若無法定繼任者時，則轉移試驗委託者指定之檔案室。

【附錄七】中藥新藥申請臨床試驗所需檢附之化學製造管制資料
A.中藥藥材

項　目

1.俗名、同義名

2.種（或變種）、屬、科名稱；鑑定者的姓名

3.形態和組織切片的描述及其照片；薄層層析

4.每一批藥材的基原鑑定證明

5.每一批藥材，應保留其標本

6.說明藥材是否屬於U.S.ESA或CITES 規定瀕臨絕種的生物

7.檢驗規格及方法

8.檢驗成績書（三批）：

  (1)光譜或層析指紋圖譜鑑定

  (2)有效成份或指標成分之化學鑑定

  (3)有效成份或（一個以上）指標成分之（化學）定量分析

  (4)生物活性試驗（若可行）

  (5)總灰分

  (6)酸不溶性灰分

  (7)水抽提物

  (8)稀醇抽提物

  (9)醇抽提物

  (10)含水量

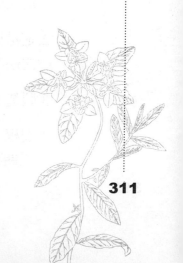

(11)重金屬（鉛、砷、汞、銅、鎘）

(12)農藥殘留（DDT、BHC）

(13)微生物限度：總生菌數、黴菌及酵母菌數、特殊病菌（大腸桿菌、沙門氏菌）

9.參考標準品：每藥材必須有參考標準品供鑑別、指紋圖譜或其他檢驗比對用

10.栽培者/供應者的名稱與地址

11.來源：包括地理分布、栽培或自野外獲得

12.收成：包括收成的地點與時間

13.處理過程：包括收集、清洗、乾燥、保存方法、及炮製的過程等

14.發貨：處理、運送及貯存

備註：

1.申請國內臨床試驗者，可免提供10~14項資料。

2.欲達到國際標準者，應提供10~14項資料。

3.動物類或礦物類藥材，可依實際狀況，參考上述項目說明。

B.中藥半製品

項 目

1.定性描述：描述半製品之五官特徵及其狀態（例如：固體，液體）

2.定量描述：抽取率；說明已知並可測的有效成份或其他化學指標成分之所在部位及含量，有添加賦型劑者，應加以說明。

3.製造者：提供製造者的姓名和地址

4.製程：提供該半製品的製程說明（包括流程圖）；批次試製紀錄（第三期臨床試驗）

5. 檢驗規格及方法

6. 檢驗成績書（三批）：

(1) 外觀

(2)光譜或層析指紋圖譜鑑定

(3)有效成份或指標成分之化學鑑定

(4)有效成份或至少二個指標成分之（化學）定量分析

(5)生物活性試驗（若可行）

(6)抽取率

(7)總灰分

(8)酸不溶性灰分

(9)水抽提物

(10)稀醇抽提物

(11) 醇抽提物

(12)含水量

(13)溶劑殘留

(14)重金屬（鉛、砷、汞、銅、鎘）

(15)放射性元素汙染（若可行）

(16)農藥殘留（DDT、BHC）

(17)微生物限度：總生菌數、黴菌及酵母菌數、特殊病菌（大腸桿菌、沙門氏菌）

7.安定性資料：為確保臨床試驗期間，該半製品的安全性，應提出其足夠的安定性資料。並應盡力建立一套安定性研究用之分析方法

8.參考標準品：應提出一批半製品，作為指紋圖譜與其他對照試驗的參考標準品

9. 容器標示

10. 容器與封蓋：應提供包裝該半製品的容器與封蓋之說明

11. cGMP或GMP

備註： 欲開發國際市場者，應達到cGMP標準。

C.中藥藥品

項 目

1.定性描述：劑型與外觀（例如：大小、形狀、顏色）

2.定量描述：藥品中所含半製品與賦型劑之名稱與含量，應以單位劑量與單位批次量來表示

3.製造者：提供製造者的姓名和地址

4.製程：提供該半製品的製程說明（包括流程圖）；批次試製紀錄（第三期臨床試驗）

5.檢驗規格及方法

6.檢驗成績書（三批）：

(1) 外觀

(2)光譜或層析指紋圖譜鑑定

(3)有效成份或指標成分之化學鑑定

(4)有效成份或至少二個指標成分之（化學）定量分析

(5)生物活性試驗（若可行）

(6)抽取率

(7)總灰分

(8)酸不溶性灰分

(9)水抽提物

(10)稀醇抽提物

(11) 醇抽提物

(12)含水量

(13)溶劑殘留

(14)重金屬（鉛、砷、汞、銅、鎘）

(15)農藥殘留（DDT、BHC）

(16)微生物限度：總生菌數、黴菌及酵母菌數、特殊病菌（大腸桿菌、沙門氏菌）

7.安定性資料：為確保臨床試驗期間，該半製品的安全性，應提出其足夠的安定性資料。並應盡力建立一套安定性研究用之分析方法

8.參考標準品：應提出一批藥品，作為指紋圖譜與其他對照試驗的參考標準品

9.容器標示

10.容器與封蓋：應提供包裝該藥品的容器與封蓋之說明

11.cGMP或GMP

備註：

1.對所用安慰劑之成分應加以描述。

2.除上列項目外，一般檢驗規格應符合藥典及現行中藥查驗登記之規定。

3. 欲開發國際市場者，應達到cGMP標準。

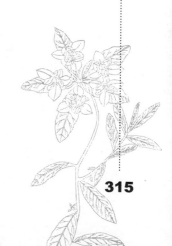

【附錄八】計量管制圖管制界限因子

樣本數 n	平均數管制圖			標準差管制圖						全距管制圖					
	管制界限			中線		管制界限				中線		管制界限			
	A	A_2	A_3	C_2	C_4	B_3	B_4	B_5	B_6	d_1	d_2	D_1	D_2	D_3	D_4
2	2.121	1.880	2.659	0.5642	0.7979	0	3.267	0	2.606	1.128	0.853	0	3.686	0	3.267
3	1.732	1.023	1.954	0.7236	0.8862	0	2.568	0	2.276	1.693	0.888	0	4.358	0	2.574
4	1.500	0.729	1.628	0.7979	0.9213	0	2.266	0	2.088	2.059	0.880	0	4.698	0	2.282
5	1.342	0.577	1.427	0.8409	0.9400	0	2.089	0	1.964	2.326	0.864	0	4.918	0	2.114
6	1.225	0.483	1.287	0.8686	0.9515	0.030	1.970	0.029	1.874	2.534	0.848	0	5.078	0	2.004
7	1.134	0.419	1.182	0.8882	0.9594	0.118	1.882	0.113	1.806	2.704	0.833	0.204	5.204	0.076	1.924
8	1.061	0.373	1.099	0.9027	0.9650	0.185	1.815	0.179	1.751	2.847	0.820	0.388	5.306	0.136	1.864
9	1.000	0.337	1.032	0.9139	0.9693	0.239	1.761	0.232	1.707	2.970	0.808	0.547	5.393	0.184	1.816
10	0.949	0.308	0.975	0.9227	0.9727	0.284	1.716	0.276	1.669	3.078	0.797	0.687	5.469	0.223	1.777
11	0.905	0.285	0.927	0.9300	0.9754	0.321	1.679	0.313	1.637	3.173	0.787	0.811	5.535	0.256	1.744
12	0.866	0.266	0.886	0.9359	0.9776	0.354	1.646	0.346	1.610	3.258	0.778	0.922	5.594	0.283	1.717
13	0.832	0.249	0.850	0.9410	0.9794	0.382	1.618	0.374	1.585	3.336	0.770	1.025	5.647	0.307	1.693
14	0.802	0.235	0.817	0.9453	0.9810	0.406	1.594	0.399	1.563	3.407	0.763	1.118	5.696	0.328	1.672
15	0.775	0.223	0.789	0.9490	0.9823	0.428	1.572	0.421	1.544	3.472	0.756	1.203	5.741	0.347	1.653
16	0.750	0.212	0.763	0.9523	0.9835	0.448	1.552	0.440	1.526	3.532	0.750	1.282	5.782	0.363	1.637
17	0.728	0.203	0.739	0.9551	0.9845	0.466	1.534	0.458	1.511	3.588	0.744	1.356	5.820	0.378	1.622
18	0.707	0.194	0.718	0.9576	0.9854	0.482	1.518	0.475	1.496	3.640	0.739	1.424	5.856	0.391	1.608
19	0.688	0.187	0.698	0.9599	0.9862	0.497	1.503	0.490	1.483	3.689	0.734	1.487	5.891	0.403	1.597
20	0.671	0.180	0.680	0.9619	0.9869	0.510	1.490	0.504	1.470	3.735	0.729	1.549	5.921	0.415	1.585

【參考資料】

◎李倩美、陳政任。2002。實驗室事故案例分析與應變對策。化工。49（5）43-54。

◎張仁平。2001。台灣中草藥專利保護之回顧與前瞻（上）（下）。智慧財產權。

◎傅和彥、黃士滔。2001。品質管理。前程企業管理有限公司。

◎范書愷、陳一郎、阮業春、楊國彬。2002。華泰文化事業股份有限公司。

◎奧古斯丁。2003。危機管理。天下遠見出版股份有限公司。

◎林兆明。2003。可靠度與環境因素。品質月刊。

◎中草藥教學資源中心。2003。中草藥產業研發與技術。

◎中醫藥委員會。http://www.ccmp.gov.tw。

◎藥物食品檢驗局。http://www.nlfd.gov.tw。

◎行政院衛生署。http://www.doh.gov.tw。

參考資料

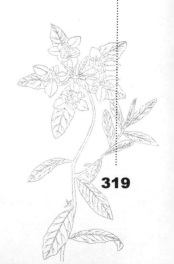

319

【學術論文】

1. 何禮剛，顧祐瑞，黃順爵，1989，臺灣產藥用植物資源之化學成分研究 (XI) —臺灣產豨薟（Siegesbeckia orientalis）之成分研究，私立中國醫藥學院研究年報，15：375-400.

2. 何禮剛，顧祐瑞，1989, Isodarutigenol B的核磁共振氫譜和其C（15）結構之決定，Chemistry（The Chinese Chem. Soc. Taiwan China），47：38-39

3. 顧祐瑞，周令玫，張秋芳，劉宜祝，林哲輝，溫國慶，1994，中藥濃縮製劑製程中微生物污染之探討，藥物食品分析，2：49-62.

4. 顧祐瑞，蔡明哲，溫國慶，1995，利用高效液相層析法篩檢中藥製劑中摻加之風濕鎮痛類西藥成分，藥物食品分析，3：51-56.

5. 顧祐瑞，蔡明哲，溫國慶，1995，中藥摻加Sulfamethoxazole之定量探討，藥物食品分析，3：115-119.

6. 顧祐瑞，蔡明哲，溫國慶，1995，毛細管電泳法定量風濕鎮痛類中藥製劑中摻加西藥成分之探討，藥物食品分析，3：185-192.

7. 顧祐瑞，劉宜祝，郝景平，溫國慶，林哲輝，黃文鴻，1995，天麻藥材中指標成分Parishin, Parishin B及C之高效液相層析定量法之探討，藥物食品分析，3：287-294.

8. Yoe-Ray Ku, Ming-Jer Tsai, Jer-Huei Lin and Kuo-Ching Wen, 1996, Micellar Electrokinetic Capillary Chromatography of Clobenzorex HCl and Diazepam Adulterated in Anorexiant Traditional Chinese Medicine, The Chinese Pharmaceutical Journal, 48：157-165.

9. 林哲輝，顧祐瑞，黃韻笙，顏芳玫，溫國慶，黃文鴻，1996，玄參藥材中高極性成分之分離及高效液相層析定量研究，藥物食品分析，4：131-140.

10.顧祐瑞，蔡明哲，溫國慶，1996, 中藥製劑中摻加Aminitrozole, Metronidazole, Ornidazole及Tinidazole之高效液相層析分析，藥物食品分析，4：141-148.

11.顧祐瑞，蔡明哲，溫國慶，1996，中藥製劑中摻加Nifedipine之高效液相層析定量之探討，臺灣臨床藥學雜誌，5：16-21.

12.Yoe-Ray Ku, Yaa-Tzy Lin, Kuo-Ching Wen, Jer-Huei Lin and Chun-Heng Liao, 1996, Determination of Parishin, Parishins B and C in Traditional Chinese Medicinal Preparations by High Performance Liquid Chromatography, Journal of Liquid Chromatography & Related Technologies, 19：3265-3277. (SCI)

13.Jer-Huei Lin, Yoe-Ray Ku, Yuhn-Sheng Huang, Kuo-Ching Wen and Chun-Heng Liao, 1997, Determination of Polar Constituents of Scrophulariae Radix in Traditional Chinese Medicinal Preparations by High Performance Liquid Chromatography, Journal of Liquid Chromatography & Related Technologies, 20：1617-1632. (SCI)

14.顧祐瑞, 蔡明哲, 溫國慶, 1997, 中藥製劑中摻加Fluoxymesterone, Methyltestosterone及Testosterone之高效液相層析法定量探討, 藥物食品分析，5：121-130.

15. 顧祐瑞，1997，參加一九九七年國際色層分析研討會感想與心得，藥物食品簡訊，203: 4-6.

16.Yoe-Ray Ku, Jer-Huei Lin, Kuo-Ching Wen, and Chun-Heng Liao, 1998, Determination of Polar Constituents in Scrophulariae Radix by Micellar Electrokinetic Capillary Chromatography, Journal of Food and Drug Analysis,6：413-422.

17.Yoe-Ray Ku, Yaa-Tzy Lin, Jer-Huei Lin, Kuo-Ching Wen, Chun-Heng Liao, 1998, Determination of Parishin, Parishin B and Parishin C in Traditional Chinese Medicinal Formulas by Micellar Electrokinetic Capillary

Chromatography, Journal of Chromatography A, 805 : 301-308.（SCI）

18. Yoe-Ray Ku, Yaa-Tzy Lin, Kuo-Ching Wen, Jer-Huei Lin, and Chun-Heng Liao, 1998, Analysis of Parishin, Parishin B and Parishin C in Gastrodiae Rhizoma by Micellar Electrokinetic Capillary Chromatography, Journal of Chromatography A, 805 : 330-336.（SCI）

19. Yoe-Ray Ku, Fehng-Chirn Chou, Kuo-Ching Wen, Jer-Huei Lin and Chun-Heng Liao, 1998, Determination of Polar Constituents of Scrophulariae Radix in Bai-He-Gu-Jin-Tang by Micellar Electrokinetic Capillary Chromatography, The Chinese Pharmaceutical Journal, 50 : 157-165.

20. Yoe-Ray Ku, Kuo-Ching Wen, Li-Kang Ho and Yuan-Shiun Chang, 1998, Determination of Xanthine Bronchodilators in Adulterated Chinese Herbal Preparations by High Performance Liquid Chromatography, The Chinese Pharmaceutical Journal, 50 : 337-350.

21. Yoe-Ray Ku, Kuo-Ching Wen, Li-Kang Ho and Yuan-Shiun Chang, 1999, Solid-phase Extraction for the Determination of Caffeine in Traditional Chinese Medicinal Prescriptions Containing Theae folium by High Performance Liquid Chromatography, Journal of Pharmaceutical and Biomedical Analysis, 20 : 351-356.（SCI）

22. Yoe-Ray Ku, Yuan-Shiun Chang, Kuo-Ching Wen and Li-Kang Ho, 1999, Analysis and Confirmation of Synthetic Anorexics in Adulterated Traditional Chinese Medicines by High-Performance Capillary Electrophoresis, Journal of Chromatography A, 848 : 537-543.（SCI）

23. Yoe-Ray Ku, Kuo-Ching Wen, Li-Kang Ho and Yuan-Shiun Chang, 1999, Solid-phase Extraction and High Performance Liquid Chromatographic Determination of Steroids Adulterated in Traditional Chinese Medicines, Journal of Food and Drug Analysis,7 : 123-130.

24. Yuan-Shiun Chang, Yoe-Ray Ku, Kuo-Ching Wen and Li-Kang Ho, 2000,

Analysis of and Confirmation of Synthetic Gastrointestinal Drugs in Adulterated Traditional Chinese Medicines by HPCE, Journal of Liquid Chromatography and Related Technologies, 23 : 2009-2019.（SCI）

25. Kuo-Liang Lu, Yoe-Ray Ku, Kuo-Ching Wen, Li-Kang Ho and Yuan-Shiun Chang, 2000, Analysis of Flavonoids and Coumarins in Ixeris laevigata var. oldhami by High-performance Liquid Chromatography, Journal of Liquid Chromatography and related Technologies, 23 : 2573-2583.（SCI）

26. Jer-Huei Lin, Yoe-Ray Ku, Ya-Tze Lin, Shu-Fang Teng, Kuo-Ching Wen and Chun-Heng Liao, 2000, Preparative Isolation and Gas Chromatography-Mass Spectrometry Analysis of Triterpenoids in Kansui Radix, Journal of Food and Drug Analysis, 8 : 278-282.

27. 顧祐瑞，2000，「科技研發成果管理及運用實務說明會」紀實，藥物食品簡訊，238 : 8-11.

28. 顧祐瑞，2000，固相萃取法與中藥製劑摻加西藥檢驗，藥物食品簡訊，239 : 5-10.

29. 顧祐瑞，2000，參加「第十五屆天然藥物研討會」心得與感想，藥物食品簡訊，240 : 7-10.

30. Yuan-Shiun Chang, Yoe-Ray Ku, Jer-Huei Lin, Kuo-Liang Lu, Li-Kang Ho and, 2001, Analysis of three lupane type triterpenoids in Helicteres angustifolia by high-performance liquid chromatography, Journal of Pharmaceutical and Biomedical Analysis, 26 : 849-855.（SCI）

31. Yoe-Ray Ku, Yi-Chu Liu and Jer-Huei Lin, 2001, Solid-phase Extraction and High-performance Liquid Chromatographic Analysis of Prednisone Adulterated in A Foreign Herbal Medicine, Journal of Food and Drug Analysis, 9 : 150-152.

32. 顧祐瑞，林哲輝，溫國慶，何禮剛，廖俊亨，2001，中藥摻加西藥成分

檢驗研究之回顧與展望，藥物食品檢驗局調查研究年報，19：94-105.

33. 顧祐瑞，2001，「八十九年度中國藥學會年會暨藥學學術研討會」紀實，藥物食品簡訊，241：3-6.

34.顧祐瑞，2001，毛細管電泳儀應用於中藥成分之分析定量，中化藥訊，49：1-8.

35.顧祐瑞，2001，溶媒揮發式質子檢測器之原理與應用，藥物食品簡訊，247：6-11.

36.顧祐瑞，2001，專利與專利法簡介，藥物食品簡訊，247: 4-5, 248: 9-11, 249：10-11.

37.顧祐瑞，2001，專利申請與審查簡介，藥物食品簡訊，249：4-9.

38.顧祐瑞，2001，專利侵害鑑定之理論與步驟簡介，藥物食品簡訊，250：5-9.

39.顧祐瑞，2001，專利與專利申請，中化藥訊，50：22-27.

40.顧祐瑞，2001，參加「展望21世紀中醫藥暨護理學術研討會」心得，藥物食品簡訊，251：8-11.

41.Yoe-Ray Ku, Li-Yun Chang, Jer-Huei Lin, Li-Kang Ho, 2002, Analysis of Matrine and Oxymatrine in Sophora subprostata by High-performance Capillary Electrophoresis, Journal of Pharmaceutical and Biomedical Analysis, 28：1005-1010.（SCI）

42.Yuan-Shiun Chang, Jeng-Shyan Deng, Yoe-Ray Ku, 2002, Determination of Aristolochic Acid in Traditional Chinese Medicinal Prescriptions Containing Radix Aristolochiae Fangchi by High Performance Liquid Chromatography, Journal of Liquid Chromatography and related Technologies, 25：961-975.（SCI）

43.Jeng-Shyan Deng, Yoe-Ray Ku, Yuan-Shiun Chang, 2002, Determination of Aristolochic Acid in Traditional Chinese Medicinal Prescriptions Containing Caulis Aristolochiae Manshuriensis by High Performance Liquid Chromatography, Journal of Chinese Medical Sciences, 3 : 9-18.

44.Yoe-Ray Ku, Chi-Yuan Chen, Li-Kang Ho, Jer-Huei Lin, Yuan-Shiun Chang, 2002, Analysis of Flavonoids in Vernonia Paltula by High-performance Liquid Chromatography, Journal of Food and Drug Analysis, 10 : 139-142.

45.Yoe-Ray Ku, Yi-Chu Liu, Jer-Huei Lin, 2002, High-performance Liquid Chromatographic Analysis of Sildenafil Citrate and Methyltestosterone Adulterated in a Herbal Medicine, The Chinese Pharmaceutical Journal, 54 : 307-312.

46.顧祐瑞，2002，發明專利除罪化──談新修正的專利法，藥物食品簡訊，253 : 7.

47.顧祐瑞，2002，參加「第十六屆天然藥物研討會」心得，藥物食品簡訊，254 : 9-11.

48.顧祐瑞，2002，固相萃取法與中藥製劑檢驗，中化藥訊，53 : 1-8.

49.顧祐瑞，2002，談新世紀保育──生物多樣性，藥物食品簡訊，261 : 6-9.

50.Yoe-Ray Ku, Li-Yun Chang, Li-Kang Ho, Jer-Huei Lin, 2003, Analysis of Synthetic Antidiabetic drugs in Adulterated Traditional Chinese Medicines by High-performance Capillary Electrophoresis, Journal of Pharmaceutical and Biomedical Analysis, 33: 329-334.

51.顧祐瑞，2003，中西藥併用的問題－談中藥摻加西藥成分檢驗，中化藥訊，58 : 1-7.

52.Yoe-Ray Ku, Yu-Ling Ho, Chi-Yuan Chen, Li-Kang Ho, Yuan-Shiun Chang, 2004, Analysis of N-trans- and N-cis-feruloyl 3-methyldopamine in

Achyranthes bidentata by HPLC, Journal of Liquid Chromatography and related Technologies, 27 : 727-736.（SCI）

53.顧祐瑞，2004，台灣的中草藥資源危機與植物生物多樣性，中化藥訊，61 : 7-10.

【著 作】

1.溫國慶、蔡明哲、顧祐瑞、曾木全、林小華、陳本、林美智、楊禮安、蔡文惠，1995，中藥檢驗方法專輯（七)中藥摻加西藥數據圖譜（I），行政院衛生署藥物食品檢驗局。台北

2.溫國慶、蔡明哲、顧祐瑞、曾木全、林小華、陳本、林美智、楊禮安，1996，中藥檢驗方法專輯（十）中藥摻加西藥數據圖譜（II），行政院衛生署藥物食品檢驗局。台北

3.溫國慶、曾信雄、秦玲、黃坤森、盧芬鈴、劉芳淑、林秀珍、顧祐瑞、林雅姿，1999，中藥檢驗方法專輯（十一）中藥濃縮製劑指標成分定量方法，行政院衛生署藥物食品檢驗局。台北

4.顧祐瑞、王鳳英，2002，中醫護理學，華騰文化出版有限公司。台北
5.王鳳英、顧祐瑞，2004，中醫食療與養生，禾楓書局有限公司。台北

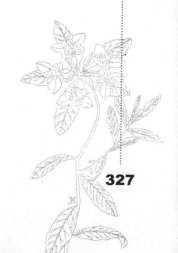

~MEMO~

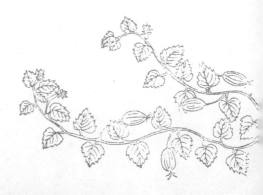

~MEMO~

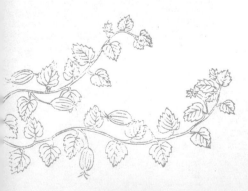

~MEMO~

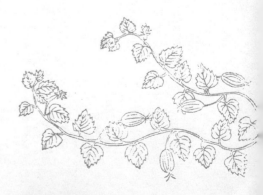

~MEMO~

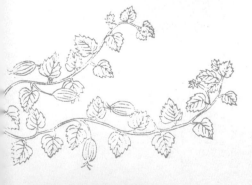

~MEMO~

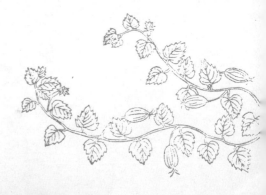

～MEMO～

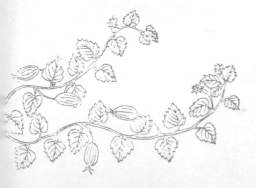

中藥品質管制學

————— 大 專 用 書 —————

❹　　　(D004)

編著兼發行人：顧祐瑞

住址：106臺北市大安區仁愛路4段404-1號5F

電話：(02)2704-5978　　(0960)019727

發行：中國醫藥大學中藥資源學系

地址：404臺中市北區學士路91號

出版：文興出版事業有限公司

地址：407臺中市西屯區漢口路2段231號

電話：(04)23160278　　　傳真：(04)23124123

E-mail：wenhsin.press@msa.hinet.net

印刷：上立紙品印刷股份有限公司

地址：407台中市西屯區永輝路88號

電話：(04)23175495　　　傳真：(04)23175496

總經銷：紅螞蟻圖書有限公司

地址：114臺北市內湖區舊宗路2段121巷28號4樓

電話：(02)27953656　　　傳真：(02)27954100

初版：西元2005年3月

定價：新臺幣500元整

ISBN：986-80743-7-1(平裝)

歡迎郵政劃撥

戶名：文興出版事業有限公司

帳號：2 2 5 3 9 7 4 7

國家圖書館出版品預行編目資料

中藥品質管制學 / 顧祐瑞編著. --初版.--
臺中市：文興出版：中國醫藥大學中藥資源
學系發行，2005〔民94〕
　　面；　　公分. --（大專用書：4）
ISBN：986-80743-7-1（平裝）
1. 製藥（中醫）－品質管制
414.4　　　　　　　　　　　94003089